A. Meng, W. Exel

Selbsthilfe mit Akupressur & Co

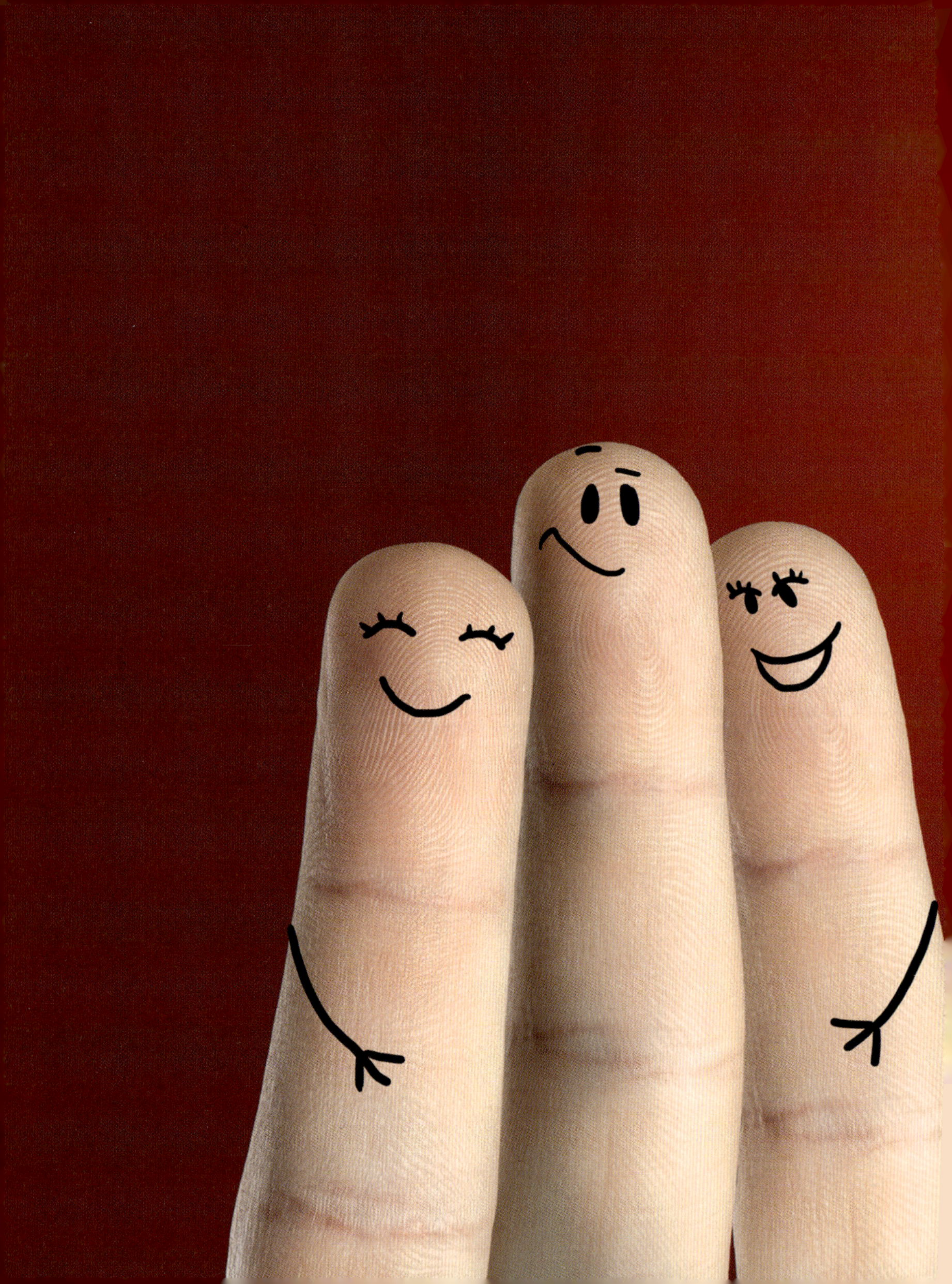

Alexander Meng
Wolfgang Exel

Selbsthilfe mit **Akupressur & Co**

Drück den Punkt
Stopp den Schmerz

maudrich

Prof. Dr. med. Alexander Meng
Facharzt für Neurologie und Psychiatrie. Vorstandsmitglied und Fortbildungsreferent der Österreichischen Gesellschaft für Akupunktur. Leiter des Österreichischen Arbeitskreises für Tuina-Therapie.

Prof. Dr. med. Wolfgang Exel
Medizinjournalist und Arzt für Allgemeinmedizin in Wien. Leiter des wöchentlichen Magazins „Gesund & Familie" in der Kronen-Zeitung. Medizinischer Schwerpunkt: Prävention, Vorsorgeuntersuchungen auch in Betrieben.

Wegen stilistischer Klarheit und leichterer Lesbarkeit wurde im Text auf die sprachliche Verwendung weiblicher Formen verzichtet. Ausdrücklich sei hier festgehalten, dass die Verwendung der männlichen Form inhaltlich natürlich für Frauen und Männer gilt und keinesfalls einen sexistischen Sprachgebrauch darstellt.

Eine Abteilung der Facultas Verlags- und Buchhandels AG, Wien, Austria

Umschlaggestaltung: Norbert Novak, MEDIA-N.at
Typografie & Satz: Florian Spielauer, Andreas Hubmann
Lektorat: Katharina Stadler
Umschlagfoto: © AndreyPopov – istockphoto.com
Fotos: S. 2, 8–9, 32–33, 166–167: © reich – fotolia.com;
S. 13: © UMA – fotolia.com; S. 14, 51: © Monika Wisniewska – fotolia.com;
Druck: Finidr, Tschechien
ISBN 978-3-99002-009-8

Auch als E-Book erhältlich: ISBN 978-3-99030-441-9 (pdf)

Inhalt

Kopf 63

HNO-Region und Atemwege 83

Bewegungsapparat 97

Verdauungstrakt 121

Hormone und Sexualität 141

Akupressur für ältere Menschen und chronische Schmerzen 155

Anhang 167

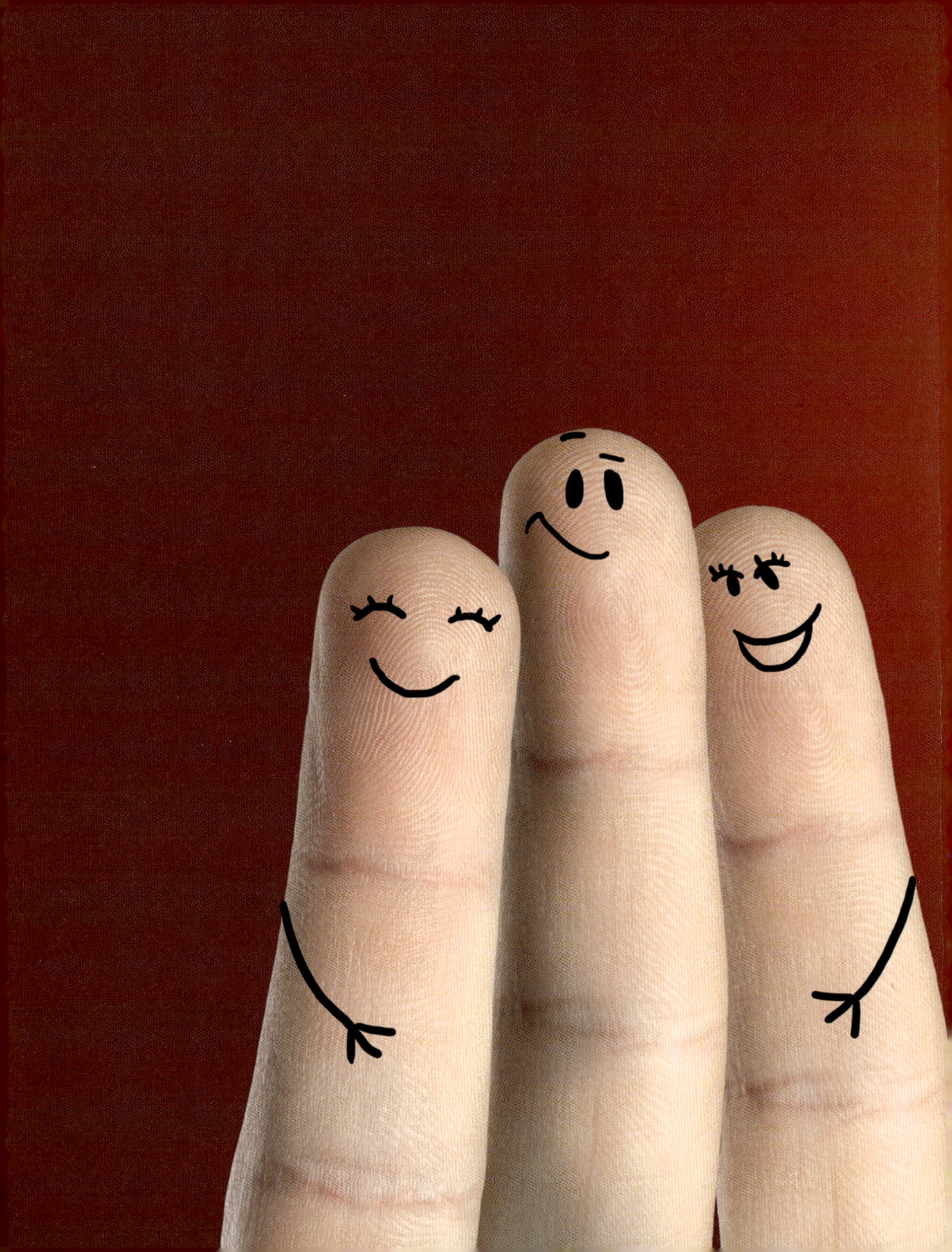

I Einleitung

Das wäre etwas für die Reform unseres Gesundheitssystems: Ärzte im alten China wurden nur so lange bezahlt, solange die ihnen anvertrauten Menschen gesund blieben! Die Chinesen setzten also schon vor rund 5.000 Jahren auf Vorbeugung. Zur Gesunderhaltung zählte unter anderem die Beratung hinsichtlich des Lebensstils. Das wünschen wir uns bis heute oft vergeblich ...

In der westlichen Welt beginnt das Gesundheitsbewusstsein kaum vor dem 40. Lebensjahr. Erst dann, wenn bereits Beschwerden vorhanden sind, geht man zum Arzt. In China beginnt die Gesundheitspflege hingegen mit der Geburt! Schließlich altern wir ja auch ab der Geburt. Alt sein bedeutet nicht unbedingt krank und gebrechlich sein. Biologisch gesehen ist das Altern eine natürliche Abnutzungserscheinung. Beteiligt sind mehrere Faktoren: Am wichtigsten sind wohl die Gene, aber auch der Lebensstil hat entscheidenden Anteil daran, wie wir altern. Er hat vielleicht weniger Einfluss auf die Lebenserwartung an sich, auf jeden Fall aber auf die Lebensqualität. Daher wird ein guter Arzt schon in frühen Jahren auch ein Gesundheitsberater sein müssen.

Das führt uns zum eigentlichen Anliegen dieses Buches: Unterstützen Sie Ihren Arzt bei dieser Aufgabe! Wir geben Ihnen eine Reihe wertvoller Tipps, wie Sie Ihr gesundheitliches Schicksal zumindest bis zu einem gewissen Grad selbst in die Hand nehmen können. Selbsthilfe mit Akupressur wird dabei im Mittelpunkt stehen. Sie werden staunen, was ein Fingerdruck bei einer Vielzahl an häufigen Beschwerdebildern bewirken kann, vorausgesetzt, man drückt an der richtigen Stelle und mit der richtigen Technik.

Akupressur und Tuina

Wie schon der Name andeutet, hat die Akupressur einen engen Bezug zur Akupunktur. Eigentlich ist der Name ja falsch, denn: „akus" heißt Nadel und „pressur" Druck. Bei der Akupressur spielen Nadeln aber bekanntlich keine Rolle. Behandelt werden aber da wie dort Punkte auf Meridiansystemen, die in Verbindung mit den Organen stehen. Die Grundlage der Akupressur ist demnach dieselbe wie die der Akupunktur. Akupressur gehört zur chinesischen Massage (Tuina), einer Behandlungsform der traditionellen chinesischen Medizin (TCM). Anstelle der Nadeln, wie sie bei der Akupunktur verwendet werden, wird hier jedoch die Hand eingesetzt, um an bestimmten Punkten des Körpers einen heilenden und regulierenden Reiz zu setzen.

Eine Therapie mit Tuina Massage sollte nur von Fachleuten durchgeführt werden und dauert etwa 20–30 Minuten. In der Regel ist eine Serie von 10–12 Sitzungen erforderlich, meist 1–2 Sitzungen pro Woche. Ob eine Kombination mit anderen Heilverfahren angezeigt ist, muss der Arzt entscheiden.

Massage hat eine lange Tradition und wird in erster Linie lokal angewendet im Sinne einer Reflextherapie. Dazu zählen auch die Bindegewebsmassage sowie die immer populärer werdende Reflexzonenmassage der Füße. Schmerzzustände aller Art, Störungen im Bereich des Bewegungsapparates (besonders Wirbelsäule und Gelenke), aber auch die große Gruppe der vegetativen Leiden (basierend auf einer Fehlsteuerung des unbewussten Nervensystems) lassen sich mit Massage behandeln. Bei letztgenannter Gruppe wird die Tuina Massage besonders erfolgreich angewendet.

Die Behandelten reagieren unterschiedlich. Meistens kann nach den ersten 5–6 Behandlungen eine Verbesserung, vorübergehend aber auch eine Verschlechterung der Beschwerden eintreten, die aber nur Stunden bis maximal zwei Tage andauert. Spätestens dann ist mit einem deutlich verbesserten Zustand zu rechnen.

Was darf von der Akupressur erwartet werden?

Die Akupressur dient sowohl der **Vorbeugung** von Krankheiten als auch der **Linderung** einer Reihe von Beschwerden. Nicht als Ersatz ärztlicher Therapie, sondern als sinnvolle Ergänzung soll sie eingesetzt werden. Zudem kann mit dieser Technik ganz allgemein die Leistungsfähigkeit gesteigert werden. Auch die Körperabwehr reagiert positiv darauf, die Anfälligkeit für Infektionen lässt sich oft deutlich reduzieren. Bei chronischen Beschwerden, denen die moderne Medizin (aus Zeitmangel?) manchmal eher hilflos gegenübersteht (Rheuma, Schlafprobleme etc.), kann die Akupressur zumindest eine Verschlechterung verhindern, in vielen Fällen aber sogar eine Verbesserung erreichen. Grundvoraussetzung dafür ist allerdings die regelmäßige Anwendung.

Doch Achtung: Nur mit dem Finger herumzudrücken genügt nicht! Es ist schon notwendig, auch aktiv an einer Änderung des Lebensstiles mitzuarbeiten, etwa durch Abbau von Übergewicht, vernünftige Ernährung, Verzicht auf Genussgifte wie Nikotin und Alkohol, regelmäßige Bewegung, Vermeidung von schädlichem Stress usw.

Wird Akupressur zur Behandlung bereits Kranker eingesetzt, darf das nur mit dem Einverständnis des Arztes geschehen! Bei akutem Krankheitsverlauf darf sich der Patient auf keinen Fall selbst behandeln! Sensible Personen und Schwangere dürfen nicht mit zu starkem Reiz massiert werden. Die Punkte **MP 6** (liegt eine Handbreit über dem inneren Knöchel am Hinterrand der Schienbeinkante, s. Seite 41) und **Di 4** (auf der Verlängerung des Zeigefingers, an der höchsten Stelle des Wulstes, der entsteht, wenn Daumen und Zeigefinger aneinandergedrückt werden, s. Seite 47) sollen bitte überhaupt nicht akupressiert werden.

Das nun folgende Programm basiert auf traditioneller chinesischer Gesundheitspflege.

Die Technik

Grundsätzlich soll Akupressur immer angenehm sein. Angewendet werden von geschulten Therapeuten sechs Grundgriffe:

- **An** (drücken),
- **Mo** (streichen),
- **Tui** (schieben),
- **Na** (zwicken),
- **Rou** (vibrierend reiben, zirkeln) und
- **Yao** (kreisende, passive Bewegungen).

Der Selbstanwender wird sich am besten auf den Druck mit der Fingerkuppe konzentrieren. Die im Folgenden bezeichneten Punkte werden jeweils auf beiden Körperhälften rund 30 Sekunden lang leicht vibrierend gedrückt. Generell sollte die Intensität der Massage langsam zunehmen und dann langsam wieder abnehmen. Die Punkte findet man, indem man dem Schmerz folgt: Akupunkturpunkte (diese werden ja bei der Akupressur gedrückt statt genadelt) haben deutlich mehr Schmerzrezeptoren als das umliegende Gewebe. Daher tun sie auch stärker weh. Bei richtiger Anwendung der Selbstmassage lässt der Schmerz noch während der Behandlung fühlbar nach.

Gesunde Menschen, die nur vorbeugen wollen, können kräftig drücken. Bei bereits geschwächten, kranken Personen muss sanft vorgegangen werden. Da genügt ein leichter Reiz, um die erwünschte Wirkung zu erzielen. Will man ein System anregen (im Sinne von tonisieren, dazugeben), so soll der Druck kräftiger sein, will man beruhigen (im Sinne von sedieren, ableiten), ist die zarte Vorgangsweise richtig.

Wenn die Behandlung keinen vorbeugenden, sondern einen heilenden Effekt haben soll, muss man sich darüber im Klaren sein, dass der Schmerz die Funktion eines Alarmsignals besitzt, er also nicht ignoriert werden darf! Bei einem Schmerzzustand sozusagen frisch drauflos zu drücken, kann Sie sogar in Lebensgefahr bringen! Vor jeder Eigenbehandlung muss unbedingt die Diagnose eines geschulten Mediziners vorliegen, der auch entscheidet, ob Selbsttherapie im konkreten Fall zweckmäßig ist.

Hilfsmittel der Akupressur

Um die Selbstmassage wirkungsvoll auszuführen, bedarf es entsprechender körperlicher Voraussetzungen. Es kann sein, dass die massierenden Finger zu schmerzen beginnen oder dass der Patient nicht in der Lage ist, den erforderlichen starken Druck auszuüben. Da ist es erlaubt, zu Hilfsmitteln zu greifen. In Frage kommen etwa kleine **Kugeln aus Metall** oder anderen Materialien, die die Haut nicht schädigen. Die Kugeln sollen ungefähr reiskorngroß sein. Man kann sie überall dort anbringen, wo der Akupunkteur seine Nadeln einstechen würde. Damit erreicht der Patient eine Verlängerung des heilenden Hautreizes. Weitere Hilfsmittel sind **Naturbürsten** oder Baumwollhandtücher. Kaufen Sie eine gute Körperbürste mit Naturborsten – scheuen Sie diese Investition nicht! Massieren Sie damit die entsprechenden Akupunkturpunkte am Fuß so lange, bis ein leichtes Schmerzgefühl eintritt.

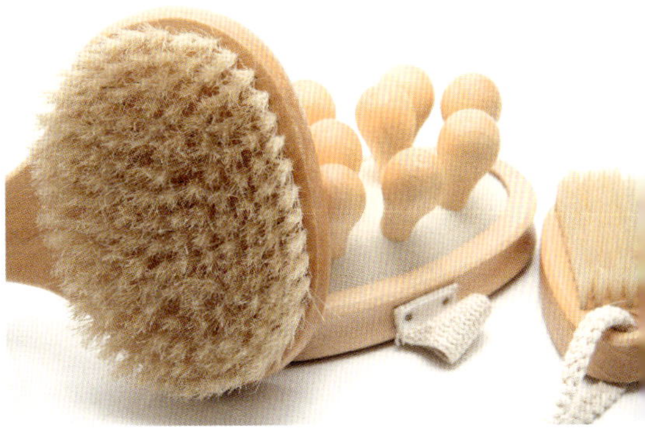

Halten Sie die Bürsten immer sauber, weil sonst Infektionsgefahr besteht. Ist eine Hautstelle entzündet, darf dort keine Behandlung erfolgen. Ein weiteres Hilfsmittel kann man ganz einfach selbst basteln: Binden Sie etwa 15 **Zahnstocher** so zusammen, dass ihre Spitzen auf einer Ebene liegen. Mit dieser kombinierten „Nadel" stimulieren Sie Akupunkturpunkte durch ein- bis zweiminütigen Druck.

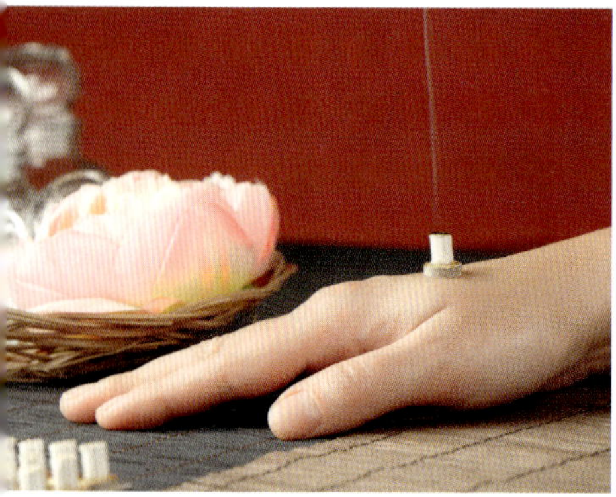

Schließlich steht dem geschulten Behandler noch eine weitere Methode zur Verfügung: Er führt eine **lokale Erwärmung** mit sogenannten **Moxazigarren** herbei. Diese Zigarren sind aus Wermutkraut angefertigt, rund fünf mm dick und 20 cm lang. Normale Zigaretten tun es aber auch. Sie werden angezündet und dann über einen Akupunkturpunkt gehalten. Der Behandelte soll dabei ein angenehmes Wärmegefühl empfinden. Auf keinen Fall dürfen Verbrennungen entstehen! Jeder Punkt wird rund zwei Minuten lang erwärmt.

Mitentscheidend für den Erfolg sind die Begleitumstände, unter denen die Massage durchgeführt wird. Das heißt, Sie sollten einen gut durchlüfteten, warmen und hellen Raum wählen und nach Möglichkeit auf einem Sessel sitzen. Vermeiden Sie störende Geräusche – Radio, Fernsehapparat und Mobiltelefon sollen während der Behandlung ausgeschalten bleiben. Auch Gespräche stören. Wichtig ist auch zweckmäßige, nicht einengende Kleidung, damit das freie Durchatmen nicht behindert wird.

Bitte beachten Sie:

- Während des Massierens sollte kein Schmerz verspürt werden, wohl aber ein gewisses Druckgefühl.
- Das Zimmer soll so gut geheizt sein, dass sich der Patient wohlfühlt. Das wird bei einer Raumtemperatur von etwa 24 °C der Fall sein.
- Man soll sich auf einem Sessel sitzend massieren.
- Tragen Sie bei der Selbstbehandlung keine einengende Unterwäsche – die Kleidung muss bequem sein.
- Der günstigste Zeitpunkt für die Akupressur ist der Morgen, gleich nach dem Aufstehen, oder nach einem Bad.

- Kräuteröle können zusätzlich als Massageöl verwendet werden.
- Nach einer Massage ist das Trinken von einem halben Liter warmem Wasser sinnvoll.
- Nach einer Behandlung nicht mit kaltem Wasser duschen oder Hände und Füße waschen!

Wann ist eine Massage ungeeignet?

- Prinzipiell wenn die Ursache der Störung noch unklar ist, wenn also noch nicht ärztlich untersucht wurde.
- Eine halbe Stunde vor und nach dem Essen. Der Körper ist auf die Verdauung eingestellt.
- Bei Fieber.
- Bei vorherigem Alkoholgenuss.
- Bei beschädigter Haut (Wunde, Entzündung, frische Narbe).
- Bei Entzündungen, Eiterherden und Gefäßerkrankungen (Thrombosen, Krampfadern).
- Bei Hungergefühl und Erschöpfung.
- Während der Regel.

Die Hauptmeridiane

Es gibt **14 Hauptmeridiane** mit insgesamt **362 Meridianpunkten**, die aufgereiht an bestimmten Stellen des jeweiligen Meridians angeordnet sind. Der ganze Körper wird durch die Meridiane funktionell zu einer Einheit vernetzt. Im Meridiansystem zirkulieren Qi (die sogenannte Vitalenergie) und das Blut gleichsam zur Steuerung und Ernährung des Körpers. Es hat Ähnlichkeit mit Nerven und Gefäßen. Ein Stillstand der Zirkulation kann Schmerzen und Dysfunktion zur Folge haben. An den Meridianpunkten verweilt das Qi, es wird hier aber nicht produziert oder gespeichert.

Das Meridiansystem ist ein effektives, praktisches Arbeitsmodell. Die Reize von außen treffen auf die Rezeptoren des Organismus und werden als Nervenimpulse im Nervensystem weiterverarbeitet. Der genaue Aufbau des Meridiansystems und der Meridianpunkte ist bis heute nicht bekannt, weil entweder die Strukturen noch unentdeckt sind oder uns die Funktionen alter, bereits entdeckter Strukturen noch nicht wieder bekannt sind.

Die 14 Hauptmeridiane sind:

I. Lungen-Meridian (Lu)

Mehr zu den Meridianpunkten finden Sie in dem Werk „Meridiantafel" (von A. Meng, maudrich Verlag) sowie unter www.tuina.eu

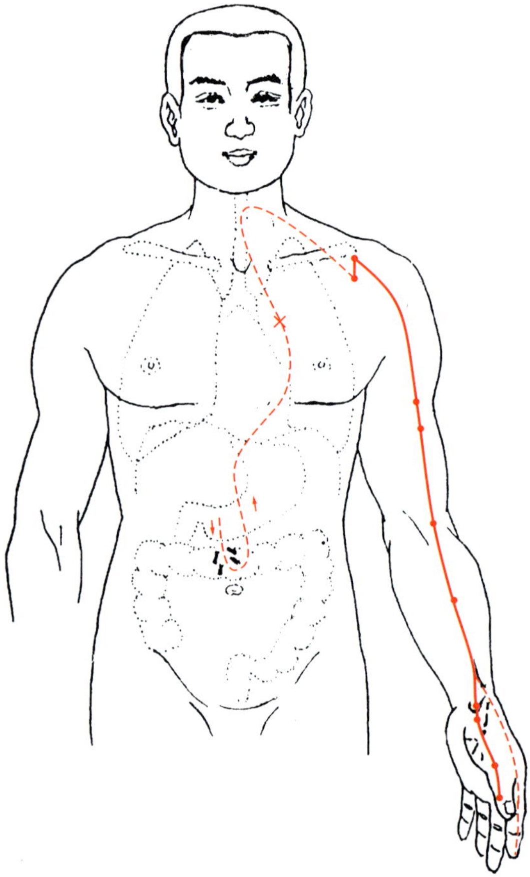

II. Dickdarm-Meridian (Di)

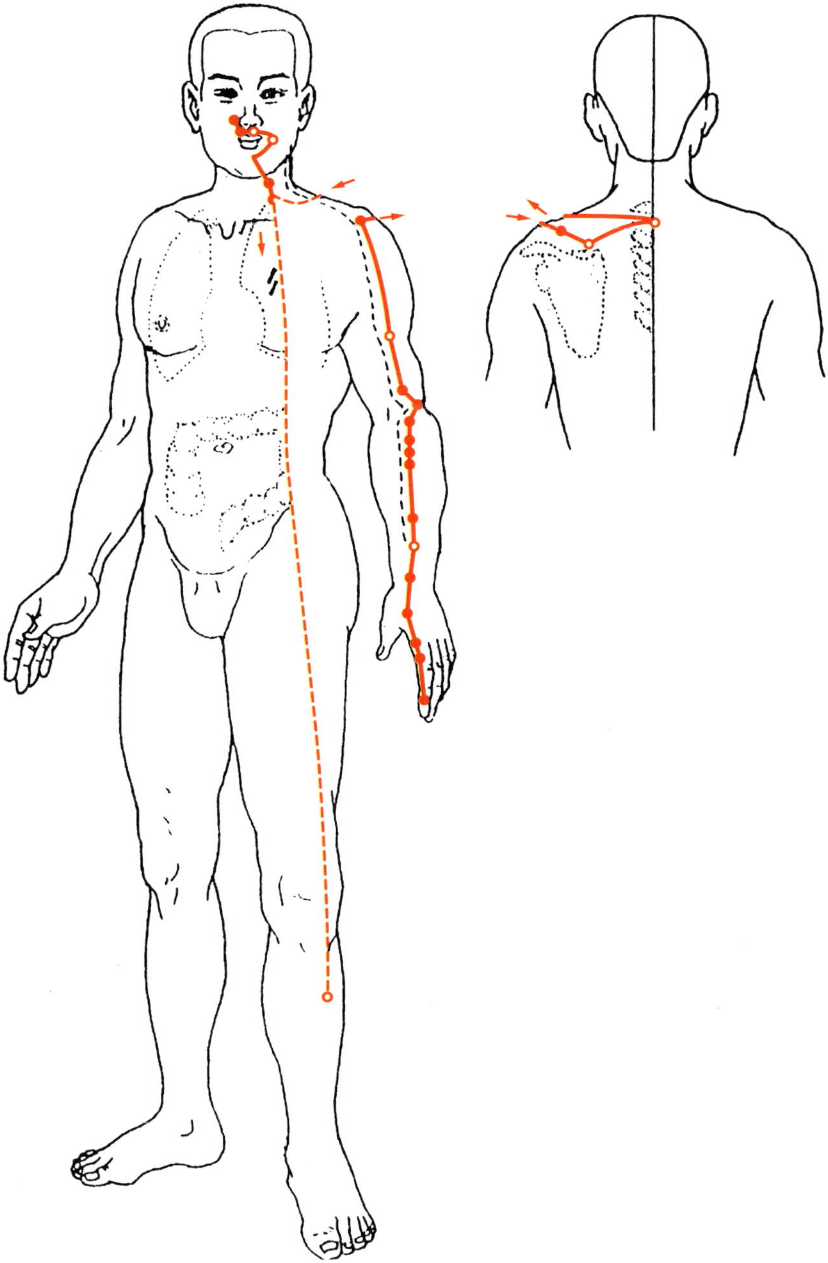

III. Magen-Meridian (M)

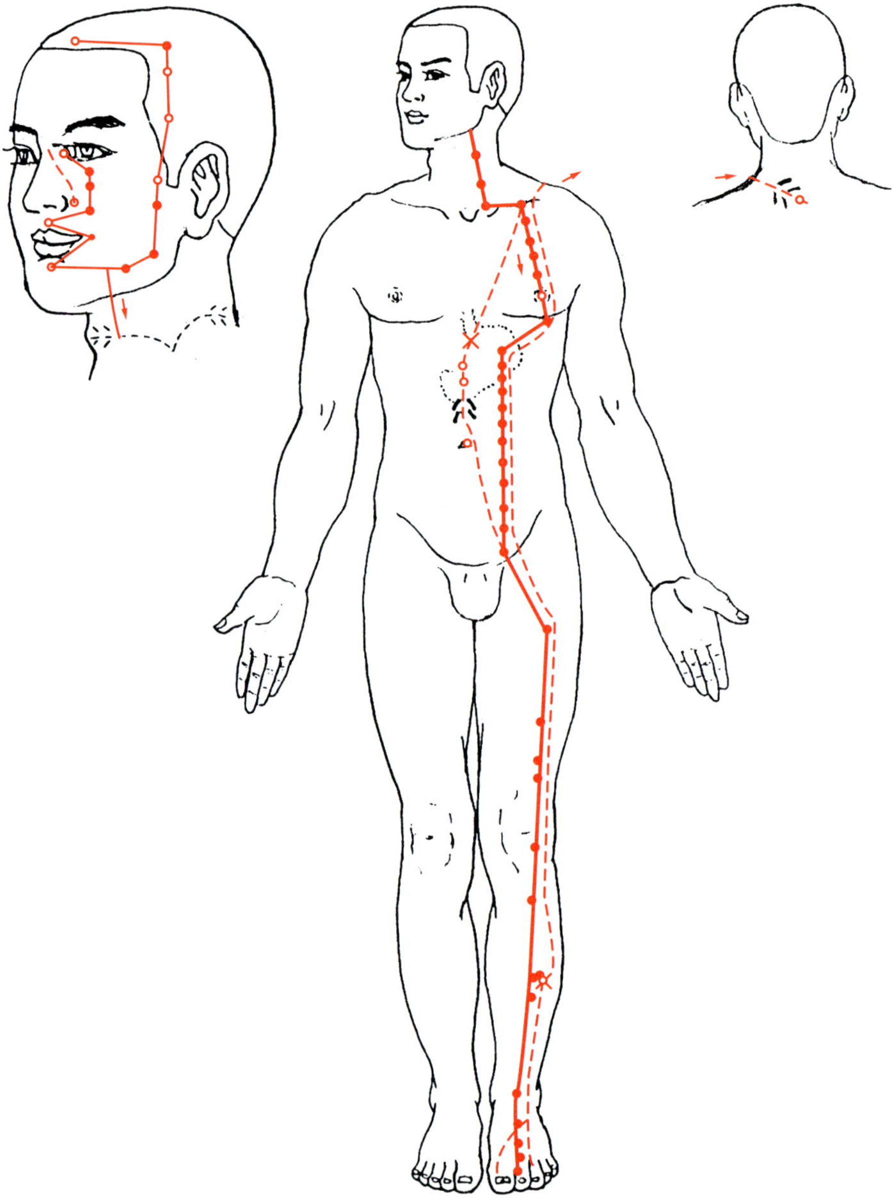

IV. Milz-Pankreas-Meridian (MP)

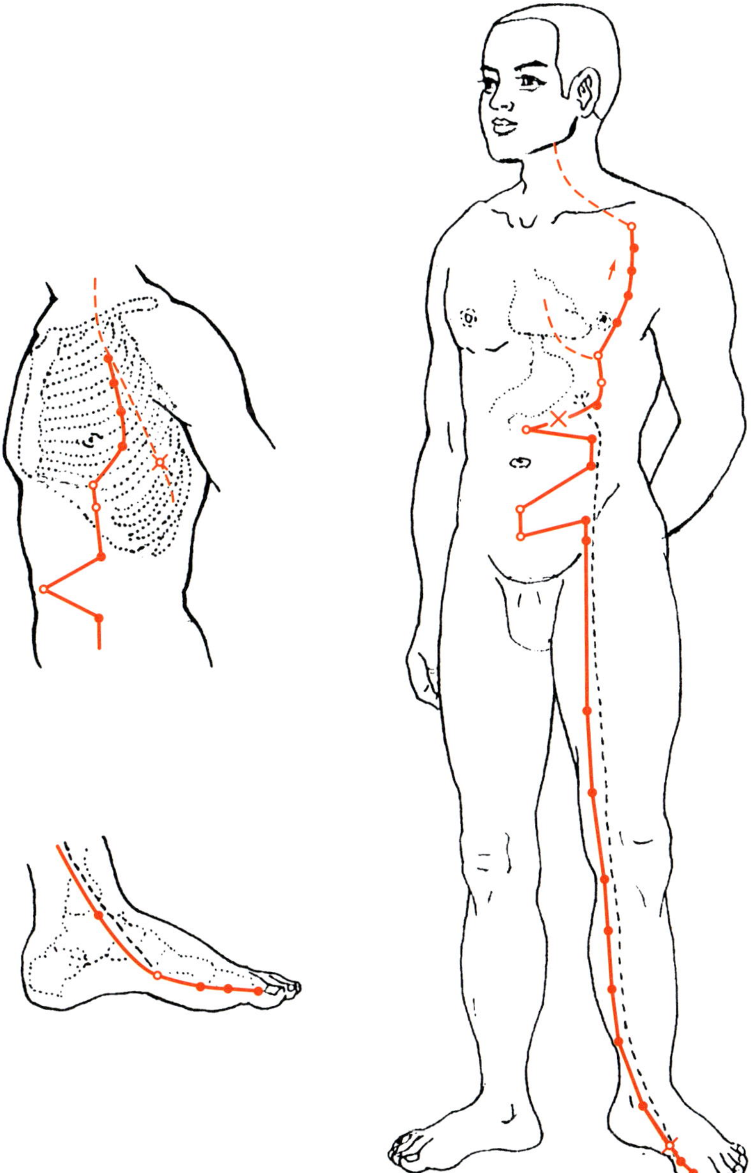

V. Herz-Meridian (H)

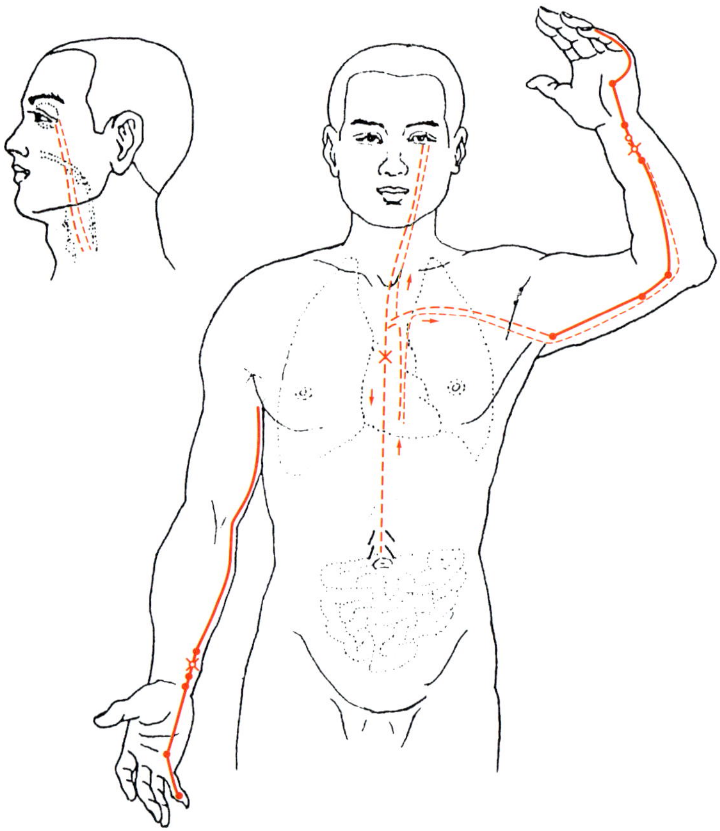

VI. Dünndarm-Meridian (Dü)

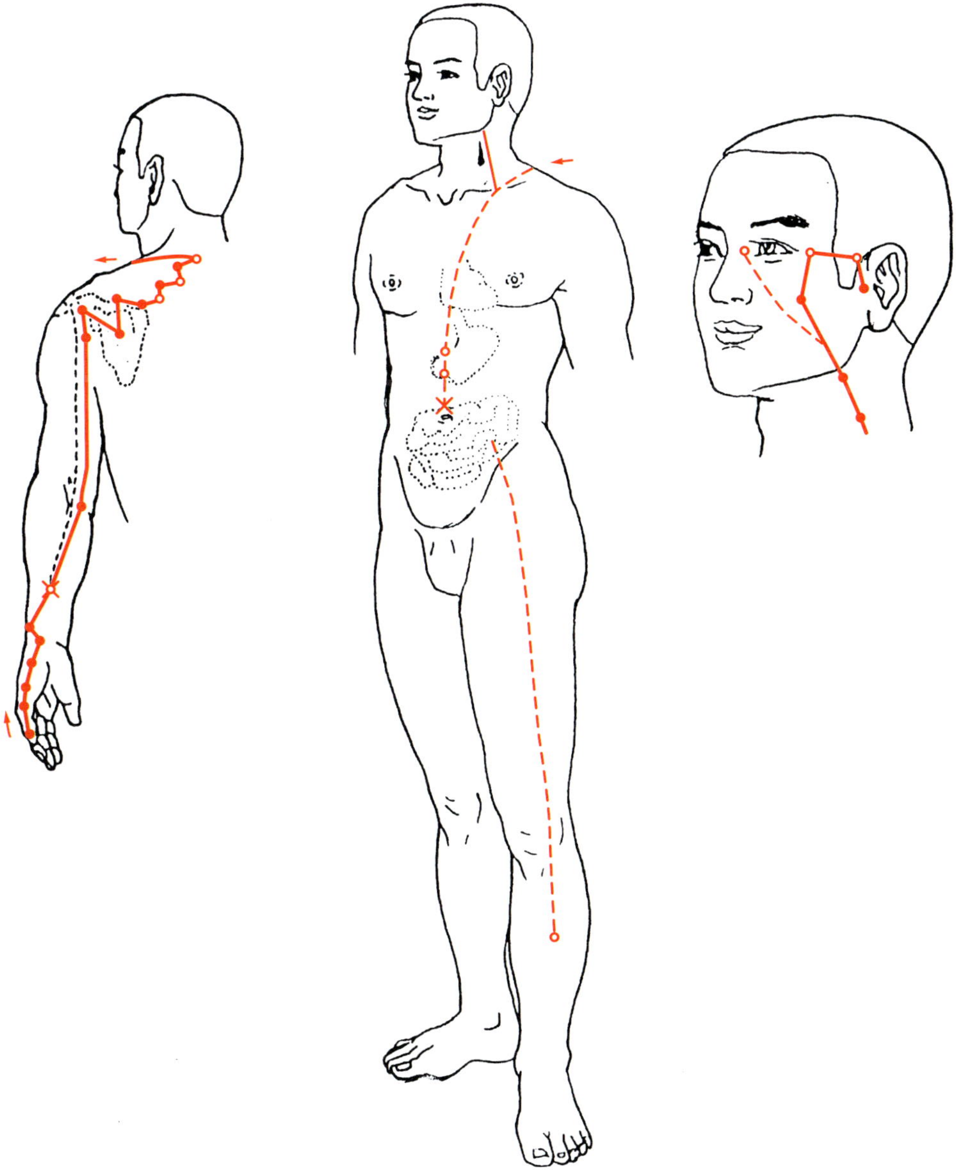

VII. Blasen-Meridian (B)

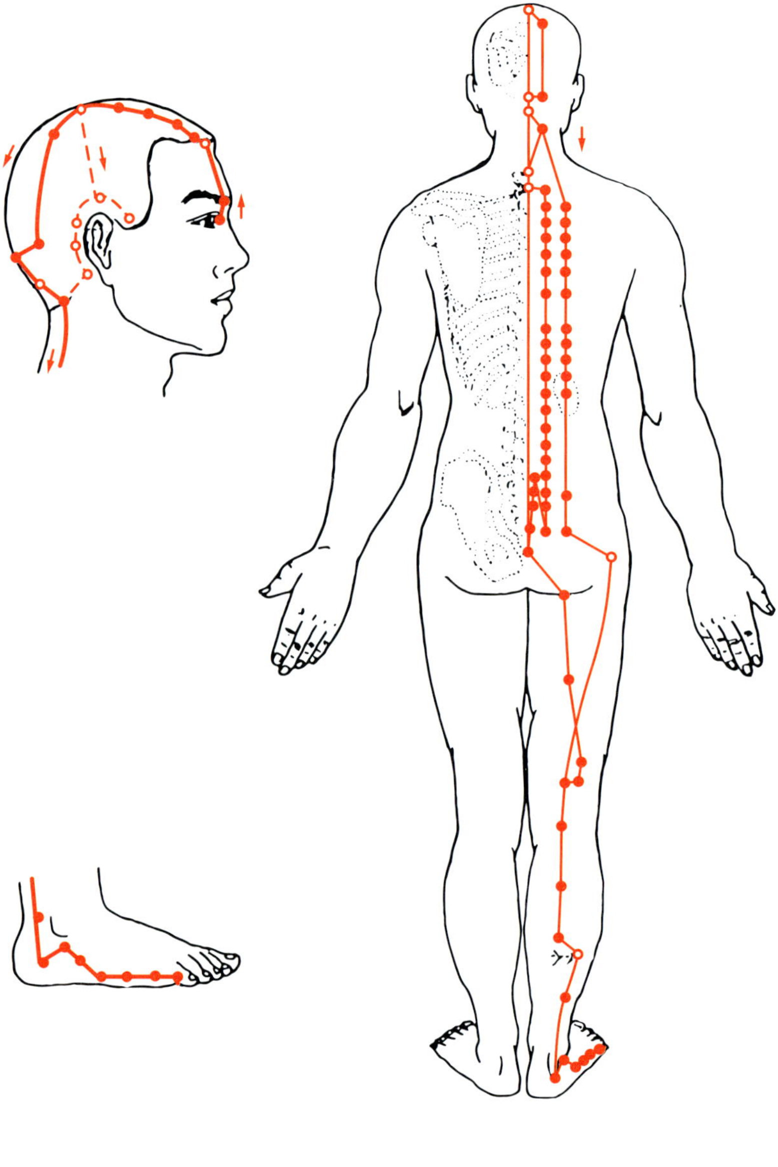

VIII. Nieren-Meridian (N)

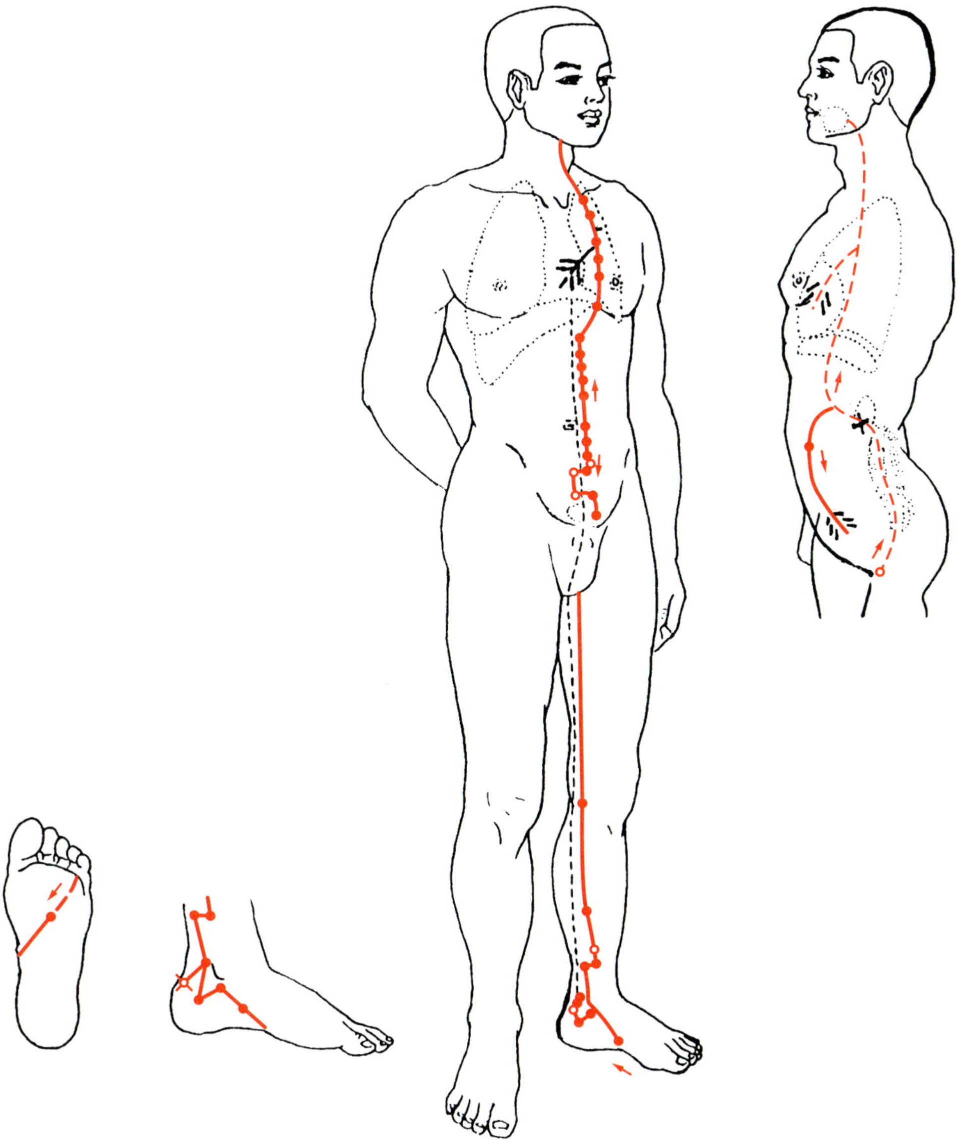

IX. Kreislauf-Sexualität-Meridian (KS)

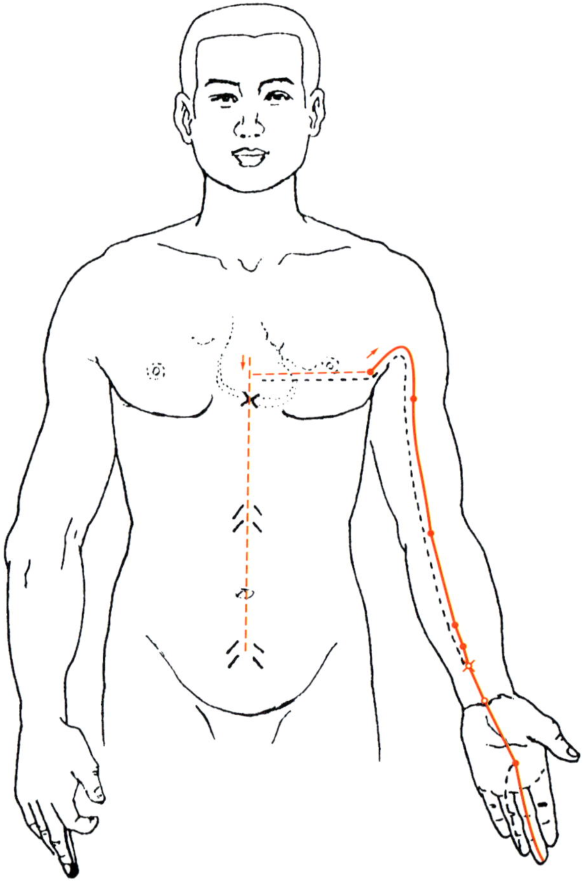

X. Meridian des Dreifachen Erwärmers (3E)

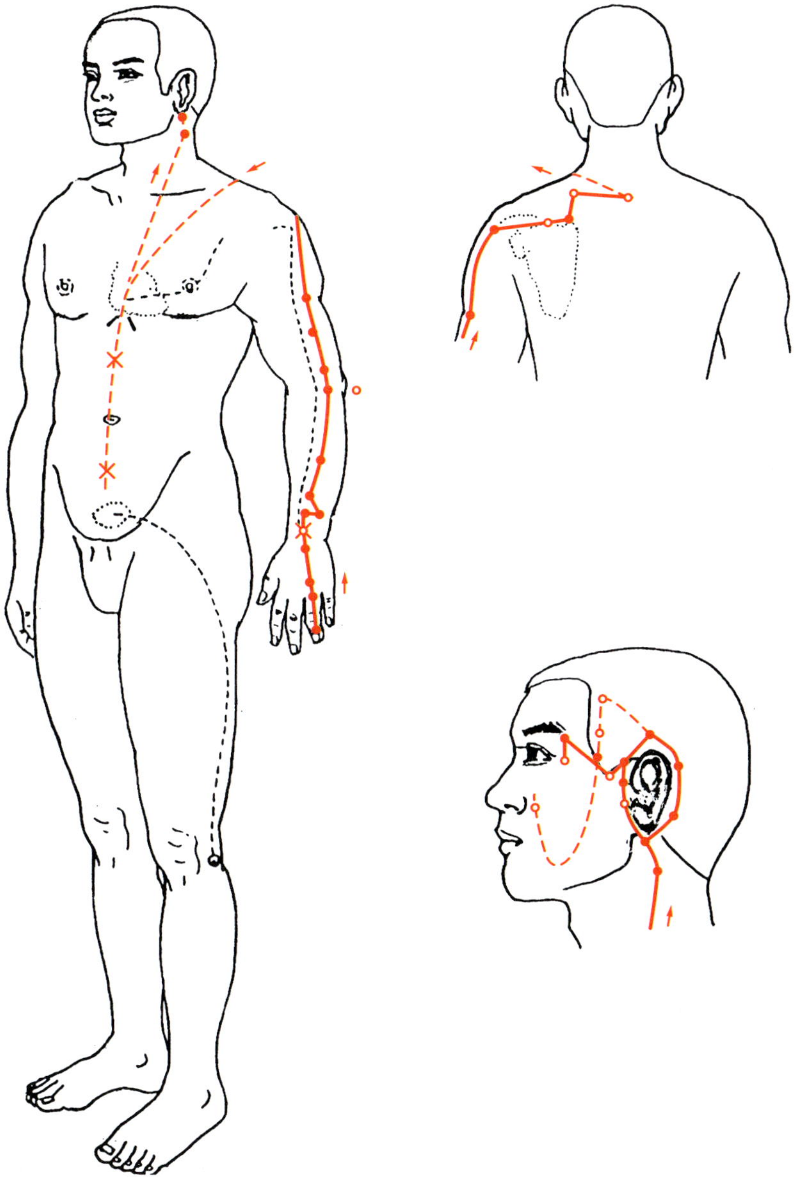

XI. Gallenblasen-Meridian (G)

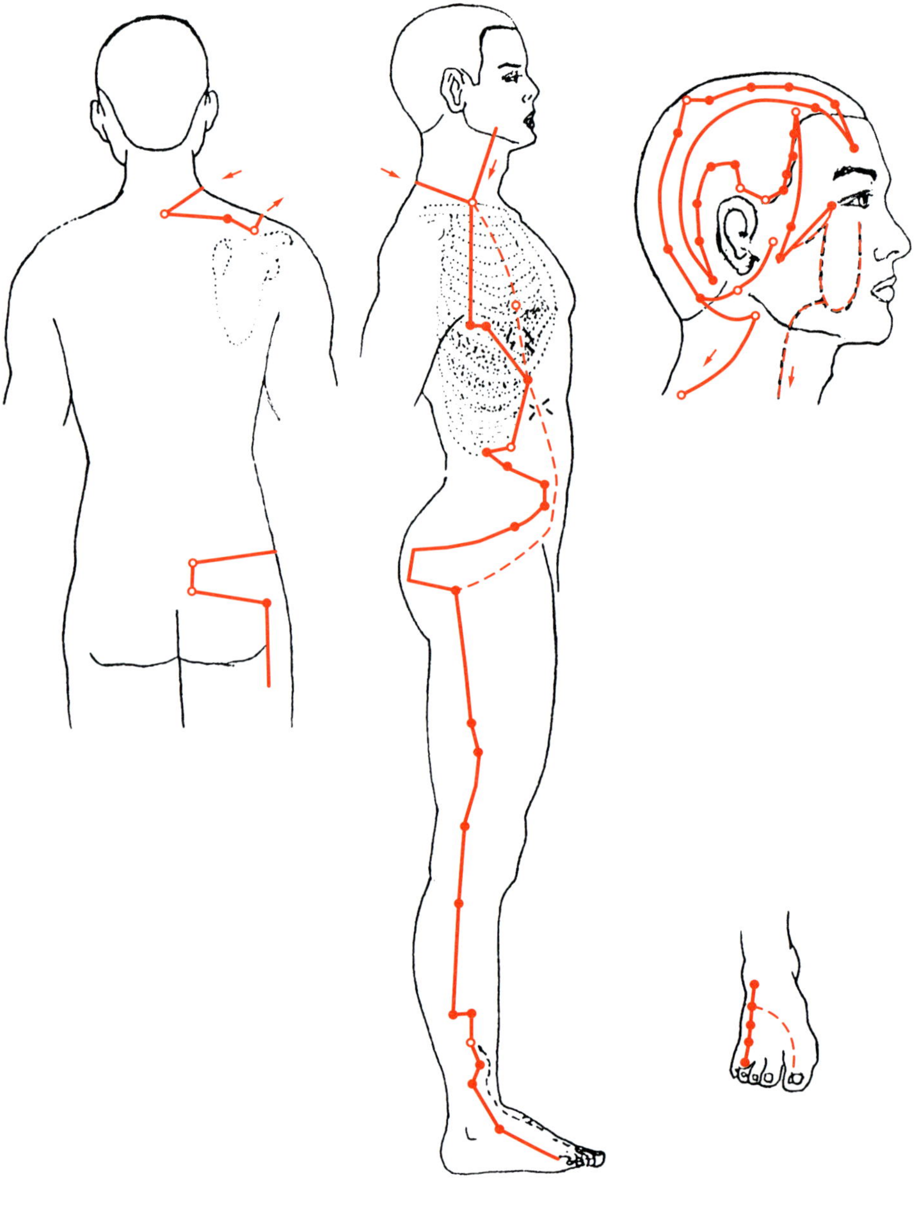

XII. Leber-Meridian (Le)

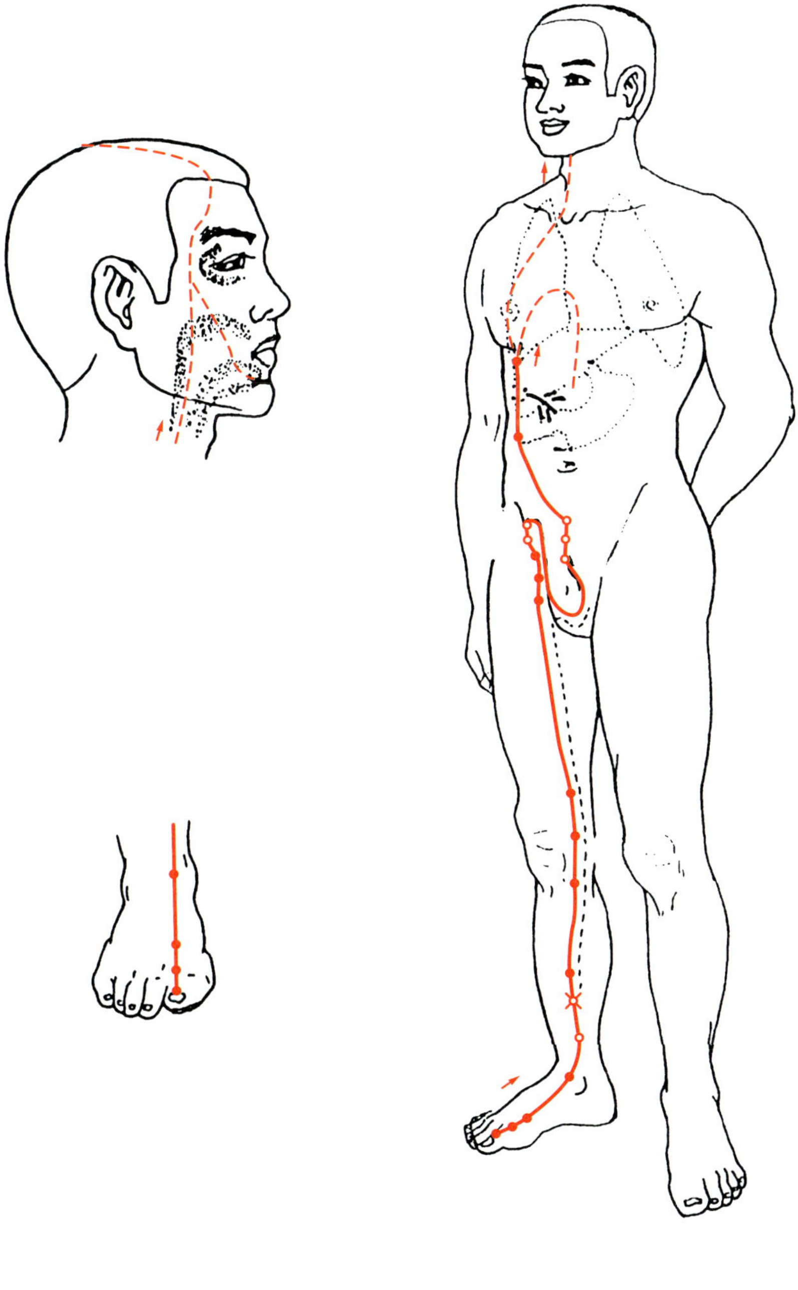

XIII. Lenkergefäß (Dumai) (LG)

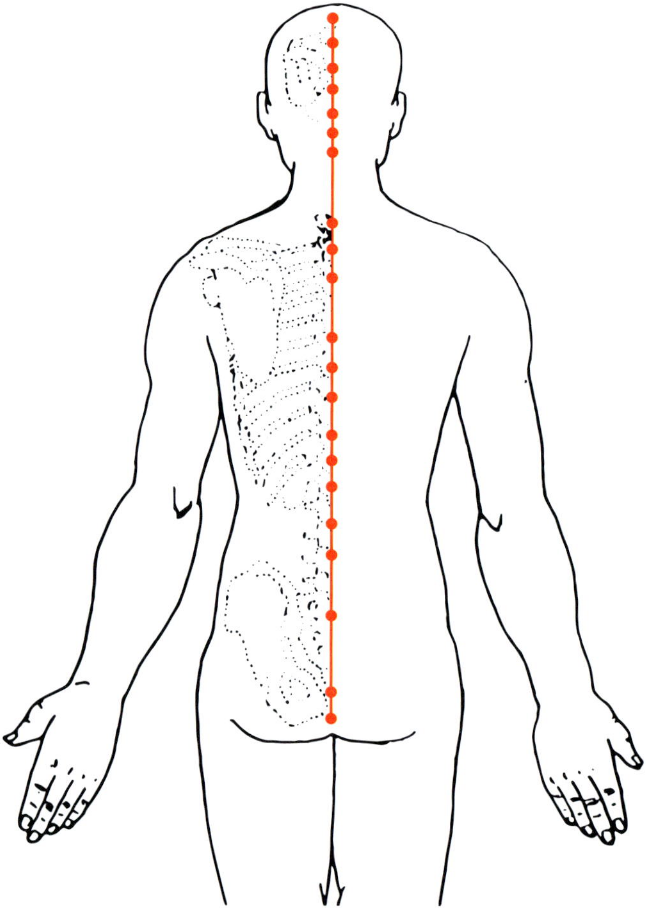

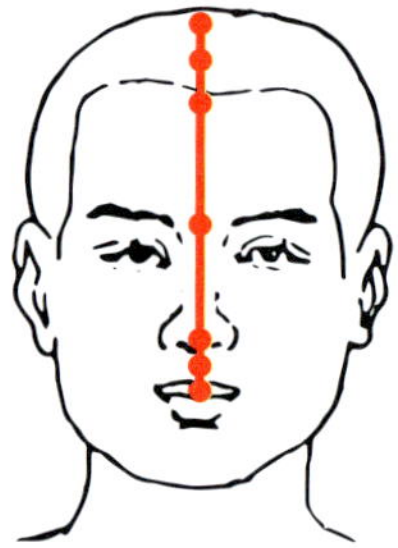

XIV. Konzeptionsgefäß (Renmai) (KG)

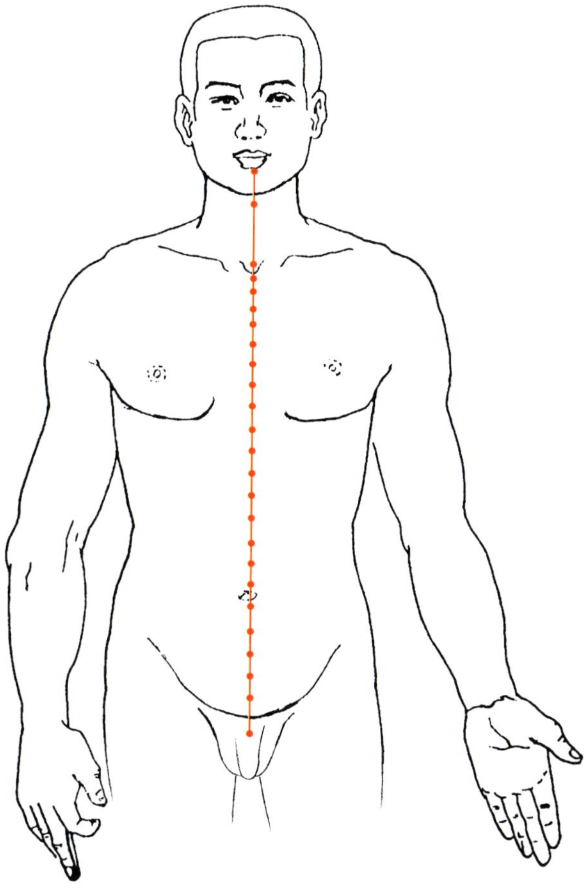

Die wichtigsten Akupressurpunkte

Die folgenden 15 Punkte werden besonders häufig behandelt und werden daher kurz vorgestellt:

- **G 20**, der »Teich des Windes«, liegt hinter dem Ohr, knapp innen neben dem Warzenbein (s. S. 41) und dient der Behandlung von Verkühlung, Kopf- und Nackenschmerzen, Schlafstörungen, Schwindel, unscharfem Sehen, dumpfem Kopf bei Müdigkeit und Regelschmerzen.
- **LG 20** befindet sich auf der Mittellinie des Scheitels an der höchsten Stelle (s. S. 59) und wird massiert bei Schwindel, Spannungskopfschmerzen, unscharfem Sehen, dumpfem Kopf bei Müdigkeit, verlegter Nasenatmung und Konzentrationsstörungen.
- **B 2** finden Sie am inneren Ende der Augenbraue (s. S. 149). Drücken Sie B 2 bei unscharfem Sehen, dumpfem Kopf bei Müdigkeit, Migräne, verlegter Nasenatmung, trockenen Augen, Bluthochdruck und Gesichtsschmerzen.
- **B 1**, Taiyang, die »Sonne«, befindet sich etwa einen Querfinger seitlich der äußeren Augenhöhlenbegrenzung (s. S. 71) und behandelt unscharfes Sehen, Kopfweh, Migräne und verlegte Nasenatmung.
- **Di 20**, der »Duftempfänger«, liegt seitlich des Nasenflügels (s. S. 92) und ist ein wichtiger Punkt, um die gestörte Nasenatmung und Duftwahrnehmung zu bessern.
- **Di 4** liegt daumenseitig auf der Verlängerung des Zeigefingers (s. S. 74). Massage von Di 4 lindert vielfältige Beschwerden wie Kopfschmerzen, Migräne, Schmerzen im Mund und Rachen, Zahnschmerzen, unscharfes Sehen, Gesichtsschmerzen, Verdauungsstörungen, allergische Rhinitis, Regelschmerzen und zu hohen bzw. zu niedrigen Blutdruck.
- **KS 6**, die »Innere Schranke«, befindet sich drei Querfinger über der Handgelenksfalte auf der Außenseite, in der Mitte zwischen Elle und Speiche (s. S. 69) und vermindert Gelenkschmerzen, Nackenschmerzen, Schlafstörungen, Druckgefühl und Schmerzen in der Brust, Migräne, Übelkeit und Brechreiz, innere Unruhe und Verkrampfungen sowie Regelschmerzen.
- **Dü 14** liegt in der Mitte des Schulterblatts (s. S. 103). Mit Dü 14 werden Schmerzen im Schulter-Arm-Bereich, Brustschmerzen und Ischialgie behandelt.

- **KG 12** finden Sie sechs Fingerbreit oberhalb des Nabels (s. S. 125). Massieren Sie diesen Punkt gegen Magenschmerzen, Übelkeit, Brechreiz, Blähungen, Appetitlosigkeit bzw. übermäßigen Appetit und Verstopfung bzw. Durchfall.
- **KG 6**, das »Meer der Energie«, befindet sich einen Daumenbreit unter dem Nabel (s. S. 128) und dient der Behandlung von Zyklusstörungen, Regelschmerzen, Fruchtbarkeits- und Potenzproblemen sowie der Neigung zur Blasenentzündung.
- **KG 4** liegt vier Fingerbreit unter dem Nabel (s. S. 128) und wird massiert bei Fruchtbarkeits- und Potenzproblemen, Blasenstörungen, Schlafstörungen, Bluthochdruck, Bauchschmerzen und Durchfall.
- **M 36**, die »Drei Meilen des Fußes«, befindet sich eine Handbreit unter dem Unterrand der Kniescheibe, einen Fingerbreit außen neben dem Schienbein (s. S. 125). Massieren Sie M 36 bei Wadenschmerzen, Magenbeschwerden, Appetitlosigkeit, Verstopfung bzw. Durchfall, Schlafstörungen, Bluthochdruck und psychosomatischen Beschwerden.

M 36 soll Fußballspielern aus Nordkorea einmal bei einer Fußball-Weltmeisterschaft eine Sensation beschert haben: Nachdem die Spieler durch Spezialmassage gedopt worden waren, gelang es ihnen, die favorisierten Italiener zu besiegen.

- **MP 6** finden Sie eine Handbreit über dem Innenknöchel am hinteren Rand des Schienbeines (s. S. 125). MP 6 nützt gegen Verstopfung bzw. Durchfall, Magen-Darm-Beschwerden, Zyklusstörungen, Blasenstörungen, Miktionsstörungen (Probleme beim Urinieren) und Muskelkater in den Beinen.
- **B 54** befindet sich in der Mitte der Kniekehle (s. S. 106) und wird massiert bei Wadenkrämpfen, Beschwerden bei Krampfadern, Ischialgie, Lumbago („Hexenschuss"), Knieschmerzen, gynäkologischen Leiden, Brechdurchfall, Sonnenstich und Miktionsstörungen.
- **N 1**, die »Sprudelnde Quelle«, liegt im vorderen Drittel der Fußsohle in einer Vertiefung (s. S. 116) und dient der Behandlung von Erschöpfung, Kreuzschmerzen, Zyklusstörungen, Reflux, Kopfschmerzen, verlegter Nasenatmung, Schlafstörungen und Bluthochdruck.

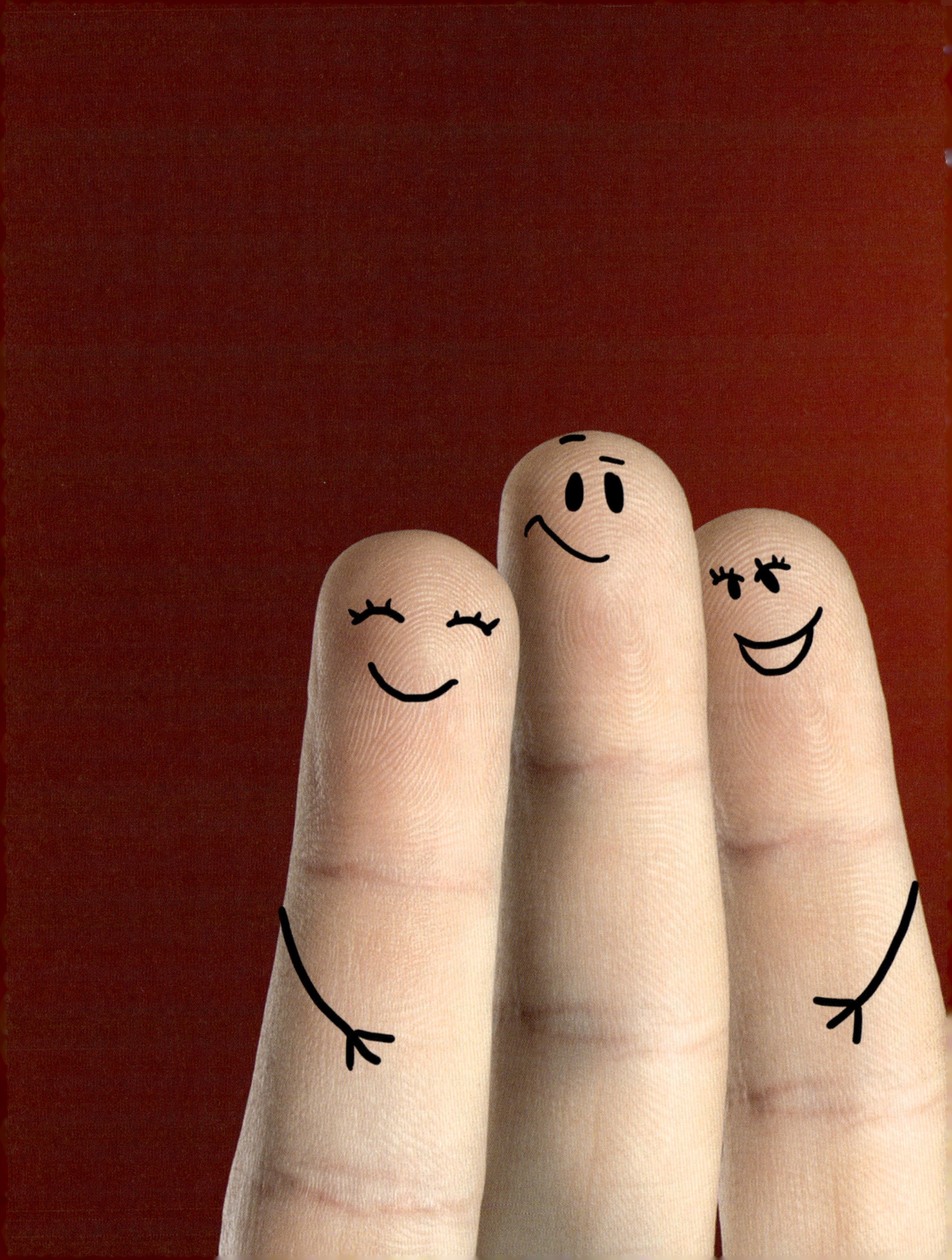

II
Beschwerden

Psyche

Seelisches Tief

Depressionen können ihre Ursache in einer Störung des Gehirnstoffwechsels, in organischen Leiden (Leber!) oder auch im Verhalten der Umwelt gegenüber dem Kranken haben. Manche Arten von Depressionen bedürfen daher unbedingt ärztlicher Behandlung. Wir beschäftigen uns im Zusammenhang mit Akupressur eher mit einer milderen Form der **depressiven Verstimmung**, einem seelischen Tief sozusagen. Diesbezüglich gibt es in jedem Fall die Möglichkeit, den Heilungsprozess aktiv zu unterstützen.

Massieren Sie Ihren Unterkörper von der Kreuzgegend bis zur Fußsohle in kräftigen, streichenden Bewegungen für mindestens 20 Minuten. Wählen Sie dazu drei nebeneinanderliegende Bahnen aus – Sie massieren damit automatisch den Blasen-Meridian. Der Behandlungserfolg wird größer sein, wenn Sie sich vorher warm duschen.

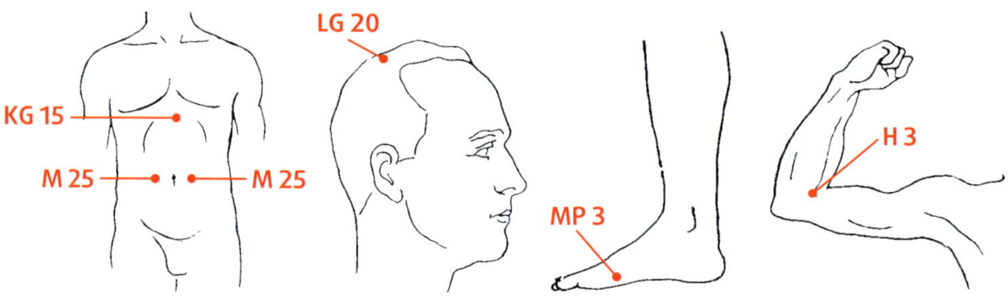

Folgende Punkte sind zudem kräftig 30 Sekunden lang zu massieren:

KG 15 finden Sie an der Spitze des unteren Brustbeines.

M 25 liegt zwei Daumenbreit seitlich des Nabels. Er ist der Alarmpunkt des Dickdarmes.

MP 3 befindet sich auf der Fußinnenseite hinter dem Großzehengrundgelenk.

Massieren Sie auch **LG 20**, den Sie auf der höchsten Stelle des Scheitels finden – man nennt ihn den »Punkt des hundertfachen Könnens«.

»Lebensfreude« nennen die Chinesen den Punkt **H 3**, der am Ende der Ellbogenfalte auf der Kleinfingerseite liegt. Druck darauf wirkt wie ein mildes Antidepressivum, weil dadurch Energie und Lebensfreude wachgerufen werden.

Burnout-Syndrom

Wir wissen längst, dass Burnout, diese Form der totalen Erschöpfung, keine Modekrankheit ist. Einflüsse wie Dauerstress, seelischer Kummer, ganz allgemeine Überlastung, aber auch hartnäckige Krankheiten (etwa Infektionen) führen zum Mangel am Botenstoff Serotonin im Gehirn. Dadurch treten die typischen Beschwerden wie Müdigkeit, depressive Verstimmung (siehe S. 36), Kopfschmerzen (siehe S. 64) oder Schlafstörungen (siehe S. 39) auf. Wird nicht rechtzeitig entsprechend behandelt, kommt es zum völligen Zusammenbruch mit schweren Depressionen und Panikattacken. Daher sollte unbedingt bereits im Frühstadium reagiert werden!

Die TCM kann in dieser Phase einen wertvollen Beitrag leisten, um die Katastrophe zu verhindern. Nach ihrer Ansicht sitzt die Ursache des Erschöpfungszustandes eigentlich im Herzen. Zusätzlich beteiligt sind aber auch Milz/Pankreas, Niere, Leber und Magen. Unklare Schmerzen, Stoffwechselstörungen, Schlafstörungen, Bewegungseinschränkung etc. führen laut TCM zur

- Blockierung im Meridian-System,
- Störung des Gleichgewichts von Yin und Yang,
- Störung in der Wechselwirkung der 5 Elemente,
- Störung in den einzelnen Organsystemen,
- Störung im psychisch-sozialen Bereich.

Der Normalzustand, nach chinesischer Heilphilosophie das freie Fließen der Vitalenergie Qi in den Meridianen und das Gleichgewicht zwischen Yin und Yang, ist gestört.

Natürlich ist die TCM nur in Abstimmung mit der westlichen Schulmedizin anzuwenden. Der Hausarzt, der im Bedarfsfall einen Facharzt für Neurologie/Psychiatrie beiziehen wird, muss in die Behandlung miteinbezogen werden. In vielen Fällen ist nämlich die Einnahme bestimmter Medikamente unerlässlich. Dringend empfohlen wird beim Burnout-Syndrom eine Psychotherapie. Sie soll helfen, die grundsätzliche Lebenseinstellung zu ändern, also an der Ursache der Krankheit zu arbeiten. Wer sich selbst chronisch überfordert, muss lernen, seine Belastungen besser zu planen. Modern formuliert: Das Zeit-Management muss funktionieren, sonst kann man sozusagen mit der Stoppuhr in der Hand auf den nächsten Zusammenbruch warten.

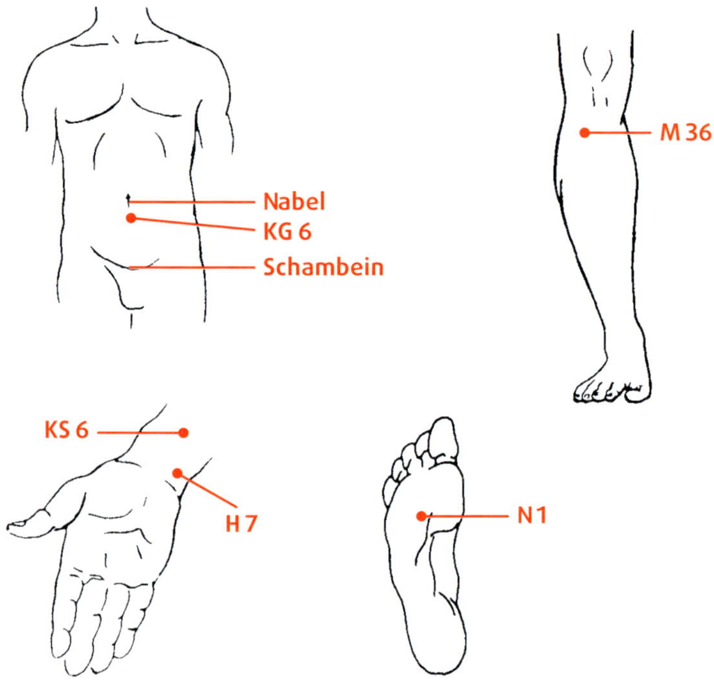

Die Akupressur stellt eine wertvolle Ergänzung dar, die den Heilungsprozess beschleunigen kann. Für die begleitende Behandlung des Burnout-Syndroms werden die Punkte N1, M36, KS6 und H7 gedrückt.

N1 befindet sich im vorderen Drittel der Fußsohle in einer Vertiefung.

M36 finden Sie eine Handbreit unter dem Unterrand der Kniescheibe, einen Fingerbreit außen neben dem Schienbein.

KS6 liegt einen Querfinger über der Handgelenksfalte auf der Außenseite, in der Mitte zwischen Elle und Speiche.

H7 ist am kleinfingerseitigen Ende der inneren Handgelenkquerfalte zu finden.

Bei Anwendung der Moxibustion (mittels einer Moxazigarre wird die Haut erhitzt) werden die Punkte **M36** und **KG6** stimuliert. KG6 liegt einen Daumenbreit unter dem Nabel.

Innere Unruhe und Gereiztheit

Bei Übermüdung, Stresssituationen, Burnout (siehe S. 37) etc. kann das vegetative Nervensystem aus dem Gleichgewicht kommen und Symptome wie innere Unruhe und Gereiztheit zeigen. Tägliches 30 Sekunden langes Drücken der Punkte KG 15 und H 7 kann hier vorbeugen.

KG 15 liegt am untersten Teil des Brustbeines, dem Schwertfortsatz.

H 7 (»Tor der Götter«) finden Sie auf der inneren Handgelenkquerfalte auf der Kleinfingerseite.

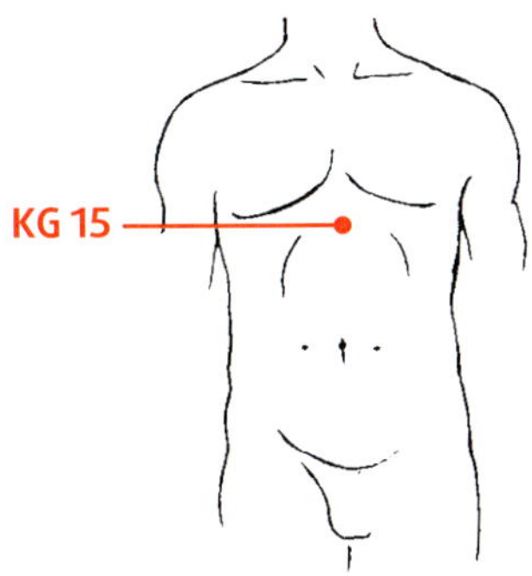

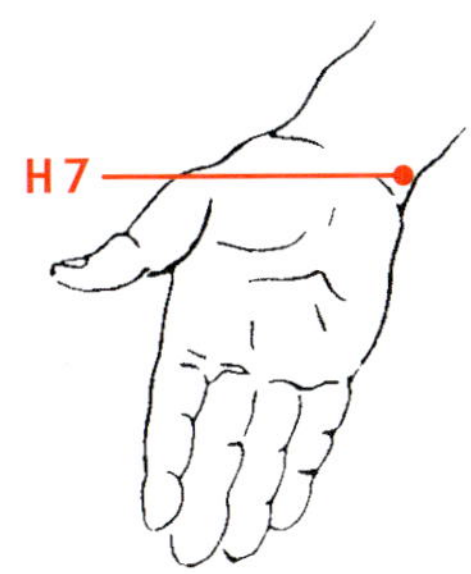

Schlaflosigkeit

Bis zum Morgengrauen wach zu liegen, um schließlich vor Erschöpfung in unruhigen, unerquicklichen Schlaf zu versinken, ist alltäglich für viele Menschen aller Altersstufen. Kaum jemals nimmt der Betroffene die Mühe auf sich, nach den Ursachen der Schlaflosigkeit zu forschen. Der Griff in den Medikamentenschrank ist ja tatsächlich viel einfacher, als aktiv an der Beseitigung des Übels mitzuarbeiten. Da jedoch immer deutlicher ins Bewusstsein der Patienten tritt, dass derartige Arzneimittel schlimme Nebenwirkungen haben können und zudem das Problem doch nie an der Wurzel packen, geht der Trend immer mehr zu Mitteln aus der Naturheilkunde. Diese können allerdings auch keine Wunder bewirken, wenn der an Schlaflosigkeit Leidende seine Lebensgewohnheiten und überhaupt seine Einstellung zum Leben nicht ändert.

Während ältere Menschen häufig aufgrund von **Blutdruckstörungen** nicht einschlafen können, verhindert bei den Jüngeren meist **Stress** die ersehnte Erholung. Diesen Stress abzubauen, muss erstes Ziel jeder Behandlung sein. In diesem Bereich kann die chinesische Medizin besonders gut mit folgenden herkömmlichen Maßnahmen kombiniert werden:

- Gehen Sie mindestens dreimal wöchentlich locker laufen! Die Distanz ist egal, die Laufdauer soll aber rund 20 Minuten betragen. Nur keinen sportlichen Ehrgeiz entwickeln! Nie von der Arbeit auf den Sportplatz hetzen!
- Nach dem Laufen ergänzen Duschprozeduren ideal das Sportprogramm. Das Wasser darf nur angenehm warm sein und nicht mehr als 35 °C haben. Lassen Sie es vorerst fünf Minuten lang nur ins Gesicht prasseln. Die Haltung soll dabei bewusst entspannt sein. Danach mit leichtem Schulter- und Beckenkreisen beginnen. Nach einigen Minuten Gymnastik spüren Sie förmlich, wie der Körper elastischer wird. Den Abschluss kann ein kurzer kühler Guss bilden.
- Nehmen Sie ein 20-minütiges Bad. Schütten Sie zwei Liter Melissentee ins Wasser und lassen Sie sich dann 20 Minuten bei angenehmer Temperatur „treiben". Atmen Sie dabei langsam und tief und zählen Sie jeden Atemzug mit. Sie sollen sich so sehr auf Ihre Atmung konzentrieren, dass Sie Alltagssorgen, Ärger usw. vergessen.
- Essen Sie vor dem Schlafengehen nicht üppig! Eine leichte Mahlzeit zwei Stunden vor der Bettruhe ist ideal.
- Nehmen Sie einen „Schlaftrunk" zu sich. Dafür empfiehlt sich entweder ein Glas warme Milch mit etwas Honig, Kräutertee (Baldrian, Melisse, Hopfen) oder auch ein kleines Glas Bier.
- Wer einen CD-Player, mp3-Player etc. besitzt, kann sanfte Musik aufdrehen. Die leise Dauerberieselung mit Musik wirkt entspannend.

Akupunktur und chinesische Massage können in sehr vielen Fällen der Schlaflosigkeit Medikamente vollwertig ersetzen und haben keine schädlichen Nebenwirkungen (Leber- und Nierenbelastung, Suchtgefahr).

Duschen Sie sich etwa eine Stunde vor dem Schlafengehen warm und massieren Sie dann dem Fuß bis zum Unterschenkel von unten nach oben. Besondere Zonen auf dem Fuß sind N1 (»Sprudelnde Quelle«), die Fuß- und die Fersenmitte, N6 und MP6. **N1** befindet sich im vorderen Drittel der Fußsohle in einer Vertiefung. **N6** trägt den klin-

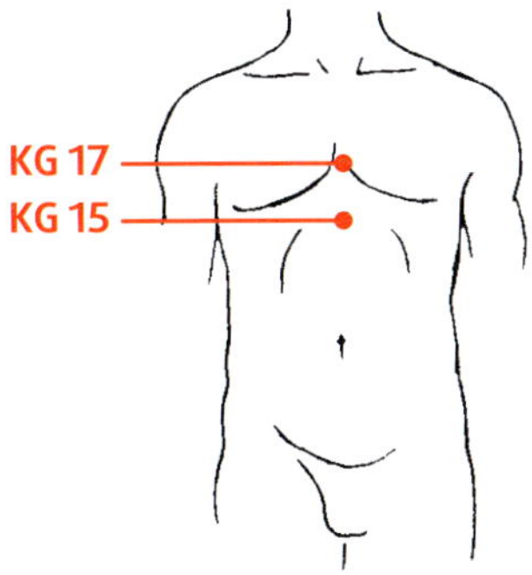
KG 17
KG 15

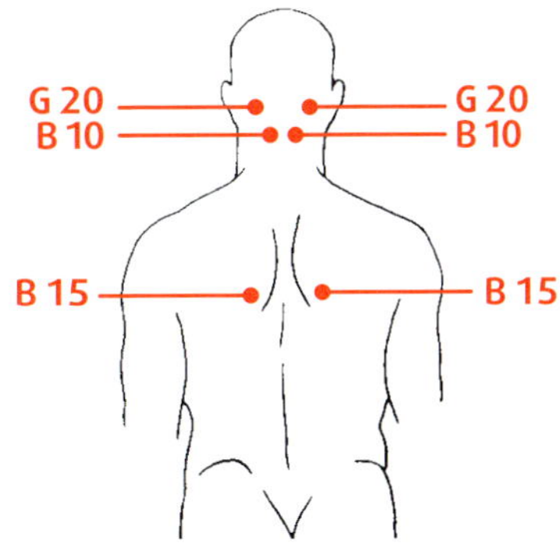
G 20
B 10
G 20
B 10
B 15
B 15

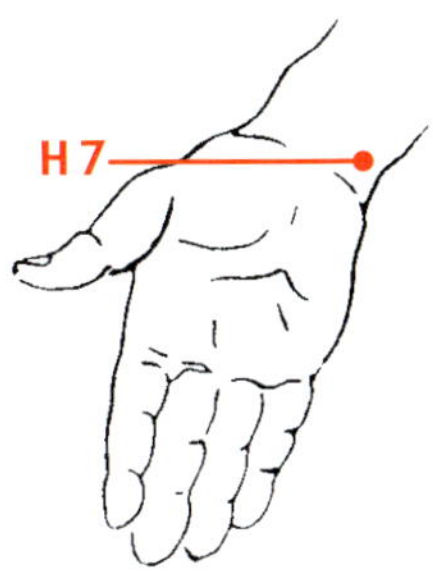
H 7

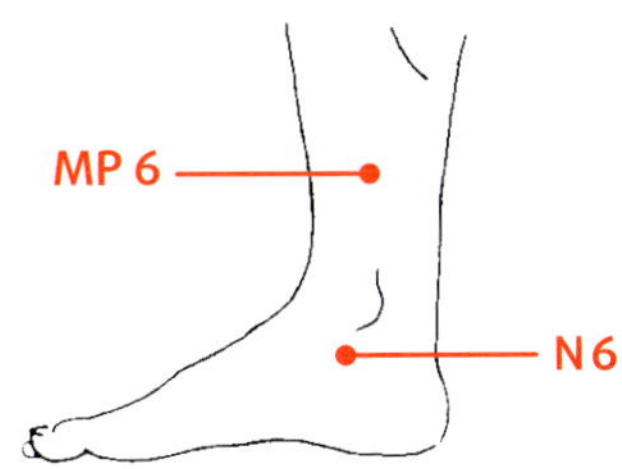
MP 6
N 6

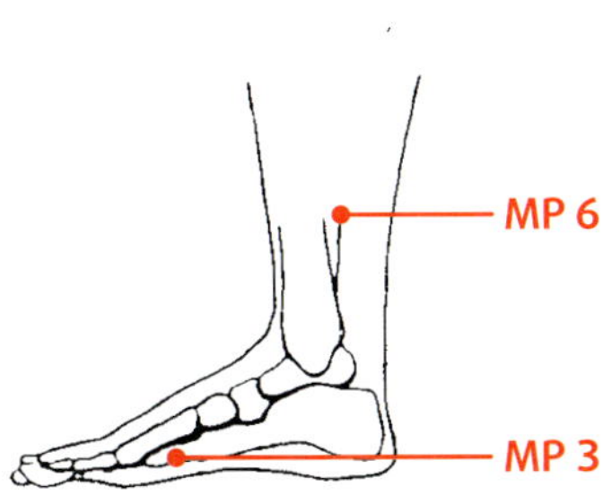
MP 6
MP 3

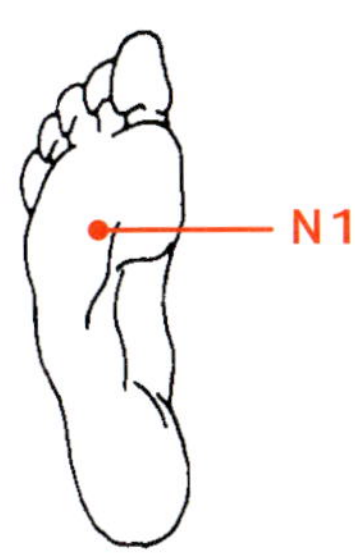
N 1

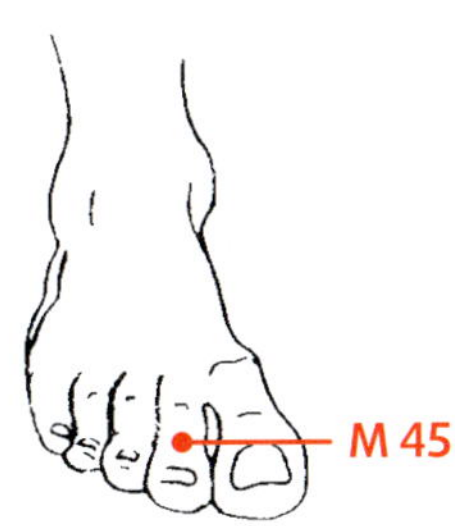
M 45

genden Namen »Erleuchtetes Meer«, gehört dem Nieren-Meridian an und liegt ganz knapp unter dem Innenknöchel. Über diesen Punkt wird übrigens auch die Vitalfunktion (Potenz, siehe S. 146) angekurbelt. Energieschwäche und seelische Labilität werden durch Massage von N6 sehr günstig beeinflusst. **MP 6** liegt vier Querfinger oberhalb der Spitze des inneren Knöchels am hinteren Rand des Schienbeines.

Massiert werden ferner folgende Körperpunkte: B 15, B 10, G 20, KG 15, KG 17 und H 7.

B 15 ist der »Zustimmungspunkt des Herzens« und liegt auf Höhe des fünften Brustwirbeldornfortsatzes zwei Querfinger seitlich der hinteren Mittellinie. Den fünften Brustwirbeldornfortsatz finden Sie, indem Sie den Kopf nach vorne neigen und auf der Wirbelsäule eine auffallende Erhöhung ertasten – das ist der Dornfortsatz des siebenten Halswirbels. Jetzt müssen Sie nur fünf Fortsätze nach unten zählen. B 15 ist ein Punkt, dessen Massage stark auf die Psyche wirkt. In der traditionellen chinesischen Medizin hat das Herz neben seiner Kreislauffunktion als Pumpe auch eine wichtige Aufgabe im Zusammenhang mit der Seele. Im Westen kennen wir diesen Zusammenhang wohl auch, werden uns dessen aber kaum mehr bewusst. Nur Redensarten (ein „herzensguter" Mensch usw.) erinnern daran.

B 10 ist die »Himmelssäule« und liegt auf Höhe der hinteren Haargrenze etwa zwei Querfinger seitlich der hinteren Körpermittellinie. Dieser Punkt wirkt auch gegen Kopfweh (siehe S. 64).

G 20 (»Teich des Windes«) finden Sie so: Ertasten Sie auf dem Hinterkopf in der Nähe des Ohrläppchens eine Knochenerhöhung (Warzenfortsatz) und gleiten Sie von hier mit dem Finger etwas in Richtung Mitte, bis Sie eine leichte Vertiefung fühlen.

KG 15 liegt am unteren Ende des Brustbeines.

KG 17, der »Meisterpunkt für die Atmung«, befindet sich in der Brustmitte genau zwischen den beiden Brustwarzen.

H 7 ist das »Tor der Götter« und liegt auf der inneren Handgelenkquerfalte auf der Seite des kleinen Fingers. H 7 ist ein beliebter Punkt zur Harmonisierung der Seele. Auch gegen Prüfungsangst und alle Formen von Nervosität (siehe S. 39) wird er von Akupunkturärzten gerne benützt.

Bei Patienten mit zu hohem Blutdruck bewährt sich folgende Methode recht gut: Klopfen Sie mit der Faust oder den Fingerkuppen auf jede Fußsohle je hundertmal.

Geschulte Therapeuten können auch eine Moxazigarre anwenden und damit noch die Punkte **MP 3** und **MP 6** **lokal erwärmen**. MP 6 liegt eine Handbreit über dem inneren Knöchel am Hinterrand der Schienbeinkante. MP 3 befindet sich knapp hinter dem Grundgelenk der großen Zehe in einem Grübchen am inneren Rand des Fußes.

M 45 ist ein weiterer Akupressurpunkt, der sich gut zur Selbstbehandlung eignet. Er befindet sich auf der Spitze der zweiten Zehe, im äußeren Winkel des Nagelbettes.

Manchmal ist Schlaflosigkeit auf **Mangelernährung** zurückzuführen. Ein Defizit an Kalzium etwa kann Schlafstörungen verursachen. Kalzium ist in Milchprodukten (wie Milch, Joghurt oder Buttermilch) enthalten – daher kommt auch der Tipp mit der heißen Milch als Schlaftrunk. Auch Vitamin D (das die Aufnahme des Kalziums in den Körper bewirkt), Vitamin B und Magnesium haben in diesem Zusammenhang Bedeutung. All diese Substanzen nehmen Sie in ausreichendem Maß zu sich, wenn Ihre Mahlzeit vielseitig und damit gut ausgewogen ist.

Auf harten Betten schläft man erfahrungsgemäß besser!

Nikotinsucht

In einem Lehrbuch für Pharmakologie und Toxikologie (Lehre von den Giften) ist zu lesen: „Unter den zahlreichen Umweltgiften, denen die Menschheit ausgesetzt ist, liegt Tabak – gemessen an den nachweislich erzeugten Schäden – weitaus an der Spitze."

Anteil von Rauchern in der Bevölkerung ausgewählter Länder weltweit im Jahr 2011

Land	%
Österreich	47
Russland	39
Türkei	31
Frankreich	30
China	28

Land	%
Vereinigte Staaten	27
Deutschland	26
Indonesien	24
Australien	17

(Quelle: © Statistika 2015)

Trotz der Warnhinweise auf Zigarettenpackungen, gesetzlicher Werbebeschränkungen und Rauchverbot in öffentlichen Gebäuden rauchen sehr viele Menschen. Zwar hatte die Tabakpflanze schon früh die Kultur- und Medizingeschichte beeinflusst (Columbus beobachtete die Rauschwirkung an den Indianern und brachte das Kraut nach Europa), aber erst seit Anfang des 20. Jahrhunderts erlebt der Tabak durch die Herstellung und die Verbreitung von Zigaretten einen weltweiten Boom.

Im Tabakrauch sind mehrere tausend Substanzen enthalten. Die meisten davon, wie etwa Kohlenmonoxid und zahlreiche Krebserreger (Benzpyren, Nitrosamine, Schwermetalle), schädigen die Gesundheit. Wir wollen uns jedoch ein wenig näher mit dem Nikotin beschäftigen:

Nikotin ist ein Inhaltsstoff der Blätter der Tabakpflanze, der sich auf die Schaltstellen (Ganglien) des unbewussten (vegetativen) Nervensystems auswirkt. Je nach Dosierung und Einwirkungsdauer hat Nikotin einen erregenden oder lähmenden Effekt. An Versuchstieren wurde festgestellt, dass nach einer Nikotininjektion der Blutdruck zuerst steigt, dann jedoch anhaltend sinkt. Für den Menschen liegt die tödliche Dosis Nikotin bei einem Milligramm pro Kilo. Ein Teeaufguss von rund fünf Zigaretten ist demnach mit größter Wahrscheinlichkeit tödlich. Die Symptome einer akuten Vergiftung sind Kreislaufkollaps, Erbrechen, Durchfall und Krämpfe. Eine Nikotinvergiftung kann schließlich sogar zum Tod durch Atemlähmung führen.

Für Raucher sind aber eher die **chronischen Vergiftungszustände** bedeutsam. Unbewusstes Nervensystem, Kreislauf, Darm und Zentralnervensystem werden vom Nikotin durcheinandergebracht. Herz- und Kreislaufwirkung stellen sich schon beim ersten Zigarettenzug ein und werden durch die folgenden Züge konstant gehalten. Nikotin kann zwar im Organismus sehr rasch abgebaut werden (über Nacht ist jemand, der noch am Vorabend viel geraucht hat, praktisch nikotinfrei), das Gift aktiviert jedoch Krebserreger!

Auf die Gefäße hat Nikotin eine vorerst nicht gleich verständliche Wirkung: Grundsätzlich führt es zur Erweiterung der Gefäße, bewirkt auf Dauer aber dennoch eine Verengung. Die wahrscheinliche Ursache für diesen paradoxen Effekt ist, dass Nikotin den Cholesterinspiegel im Blut erhöht und dadurch die berüchtigte Arteriosklerose, also die Gefäßverkalkung, begünstigt. Besonders gefährlich ist dies in Bezug auf die Herzkranzgefäße, jene Arterien, die das Herz mit Blut und damit mit Sauerstoff versorgen. Bei Rauchern steigt das Risiko für Herzanfälle signifikant an.

Auch Arterienerkrankungen in den Beinen werden durch das Zigarettenrauchen begünstigt. Das „Raucherbein" (Endstadium: Amputation) kann nur bei völligem Verzicht auf Zigaretten gebessert werden.

Nikotin erhöht auch die **Ausschüttung von Salzsäure im Magen** und steigert die Muskelaktivität (Motilität) des Verdauungstraktes. So kommt der gute Ruf der „Verdauungszigarette" zustande. Der Appetit wird gehemmt und Hungergefühle können leichter ausgehalten werden. Diese an sich positiven Auswirkungen werden jedoch durch drohende Schäden bei Weitem aufgehoben: Erhöhte Salzsäureproduktion steigert das Risiko von Magen- und Zwölffingerdarmgeschwüren, unter denen Raucher tatsächlich wesentlich häufiger leiden als Nichtraucher.

Dass das Ungeborene mit der Mutter mitraucht, ist bekannt. Trotzdem verzichten viele Schwangere nicht auf die tägliche Zigarettenration. Kinder von Raucherinnen schleppen die Folgen des Mitrauchens oft ihr Leben lang mit.

Die üblen Konsequenzen des Rauchens sind damit noch nicht erschöpfend aufgezählt. Schließlich richten auch andere Rauchinhaltsstoffe Schäden an. Teer etwa schlägt sich in den Atemwegen nieder und sorgt im günstigen Fall für eine Entzündung der Luftwege in der Lunge (Bronchitis). Damit gehen aber neben dem gesteigerten Krebsrisiko (rund 95 % aller Lungenkrebstoten waren starke Raucher) auch erhöhte Infektionsanfälligkeit und Gefühlsstörungen einher. Auch Geruchs- und Geschmacksstörungen sind – besonders bei starken Rauchern – nicht selten. Man sollte sich darüber im Klaren sein, dass Zigarettenrauch der weitaus **größte bekannte chemische Krankheitsauslöser** ist. Tabak übertrifft diesbezüglich selbst den Alkohol.

Um einem Patienten das Rauchen abzugewöhnen, bedarf es vor allem der hundertprozentigen Mithilfe des Betroffenen. Medikamente können dabei nur unterstützende Wirkung haben. Es gibt nikotinhaltige Medikamente in Form von Pflastern oder Kaugummi, die bei der Raucherentwöhnungstherapie eingesetzt werden. Mit ihrer Hilfe gelingt es, die etwa drei Wochen andauernden Entzugserscheinungen abzuschwächen. Das klingt anfänglich widersprüchlich – soll hier sozusagen der Teufel mit dem

Beelzebuben ausgetrieben werden? Keineswegs! Versuche haben gezeigt, dass eine Reduzierung des Nikotingehaltes in den Zigaretten zu noch größerem Nikotinkonsum führt. Daraus schloss man, dass die Zufuhr von geringen Mengen Nikotin sich auf das Verlangen nach Zigaretten dämpfend auswirkt. Auch die Zusammenarbeit mit einer Raucherberatungsstelle oder der Besuch einer Raucherentwöhnungsgruppe verbessern wesentlich die Chance, dauerhaft von der Zigarette loszukommen. Wenn wir im Folgenden Rauchern chinesische Methoden anbieten, um sie von ihrer Sucht zu heilen, dann ist das ebenfalls als Unterstützung und nicht als Patentlösung anzusehen. Unangenehme Entzugserscheinungen können mit Akupressur aber wesentlich entschärft und die hohe Gefahr eines Rückfalls ganz deutlich herabgesetzt werden.

Massieren Sie daher folgende Punkte täglich mehrmals für je 30 Sekunden:

Di 4 (»Meisterpunkt gegen viele Schmerzen«) liegt an der höchsten Stelle jenes Muskelwulstes, der sich bildet, wenn Sie Zeigefinger und Daumen fest gegeneinanderpressen. An dieser Stelle drücken Sie stark gegen den an den Zeigefinger anschließenden Mittelhandknochen. Auch gegen Kopfschmerzen (siehe S. 64), Zahnweh (siehe S. 75) und Schnupfen (siehe S. 89) erzielt man damit recht gute Erfolge. Bei psychosomatischen Störungen wird dieser Punkt ebenfalls gerne angewendet.

KS 6 finden Sie drei Querfinger oberhalb der inneren Handgelenkquerfalte genau in der Mitte zwischen Elle und Speiche. Er gehört dem Kreislauf-Sexualität-Meridian an.

M 36 (»Drei Meilen des Fußes«) liegt eine Handbreit unter der Kniescheibe und einen Querfinger seitlich außen neben dem Schienbein.

Lu 6 finden Sie auf der Innenseite des Unterarmes, wenn Sie die Speiche (jenen Unterarmknochen, der auf der Daumenseite liegt) halbieren.

Entzugserscheinungen äußern sich auf verschiedene Weise. Falls **Halskratzen** auftritt, können Sie zusätzlich noch die Punkte **M 3** und **MP 6** drücken. M 3 liegt im Unterkieferwinkel auf dem Kaumuskel. Wenn Sie die Zähne fest zusammenbeißen, tritt dieser Muskel ganz deutlich hervor. MP 6 liegt eine Handbreit über dem inneren Knöchel am Hinterrand des Schienbeines.

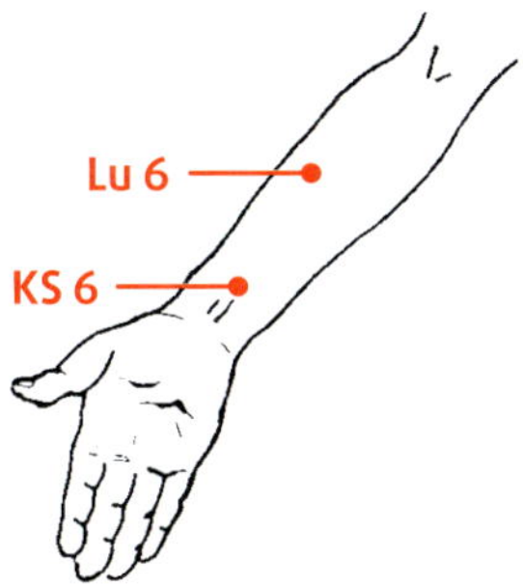
Lu 6
KS 6

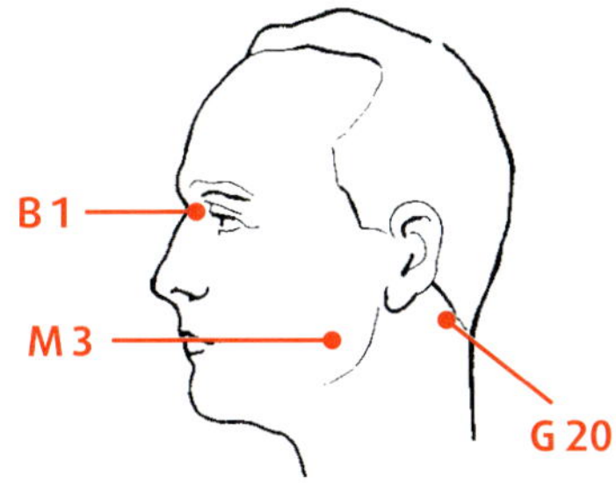
B 1
M 3
G 20

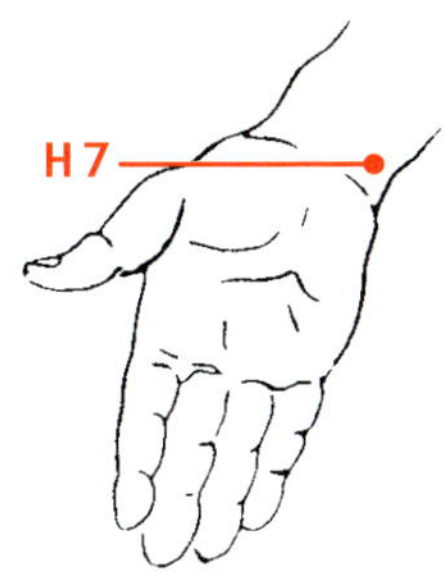
H 7

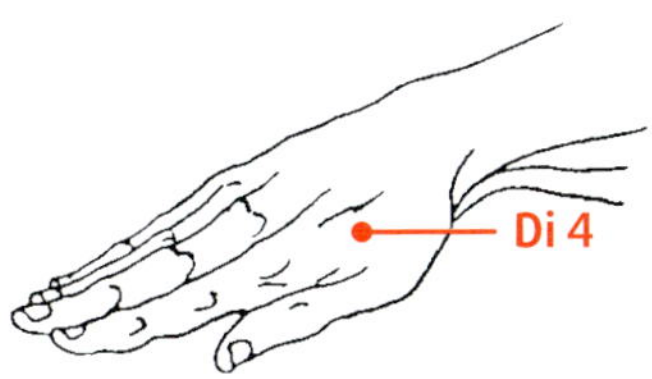
Di 4

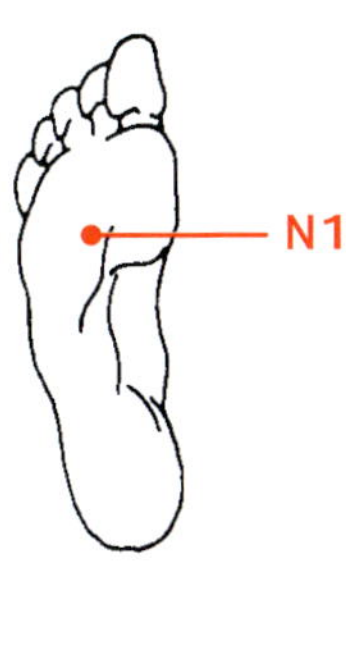
N 1

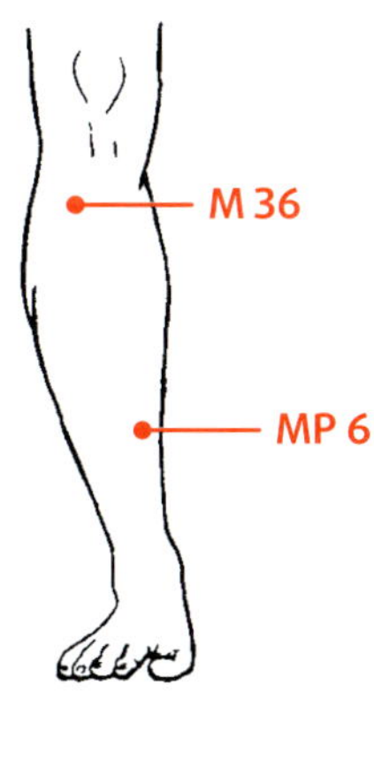
M 36
MP 6

Achten Sie wie immer darauf, zuerst leicht und dann allmählich fester zu drücken, um schließlich den Druck langsam wieder zu verringern. Die richtige Durchführung der Akupressur ist Voraussetzung für die gewünschte Wirkung.

Raucher, die ehrlich bemüht sind, von ihrer Sucht loszukommen, fallen meist durch **Unruhe und Nervosität** (siehe S. 39) auf. Mithilfe der chinesischen Heilkunst kann der „frisch gebackene" Nichtraucher die Nervosität sehr gut in den Griff bekommen. Hierbei soll der bereits vertraute Punkt **H7** gedrückt werden. Er heißt nicht zu Unrecht »Tor zur Seele« und ist am kleinfingerseitigen Ende der inneren Handgelenkquerfalte zu finden. Auch der Punkt **N1** wurde bereits öfter empfohlen – er liegt zwischen vorderem und mittlerem Drittel der Fußsohle in einer Mulde.

Sehr starke Raucher können eventuell bei Verzicht auf Nikotin vorübergehend unter ziemlich schweren **Sehstörungen** (Flimmern, sogar Sehausfall) leiden. Leichte Störungen wie verschwommenes Sehen sind mit Massage beeinflussbar (siehe S. 70). Drücken Sie die Punkte **B1** (»Klare Sicht«) im inneren Augenwinkel am Beginn des Tränenganges und **G20** auf dem Hinterkopf. Um G20 zu finden, ertastet man neben dem Ohrläppchen einen Knochenvorsprung, den sogenannten Warzenfortsatz, lässt die Finger etwas zur Mitte gleiten und findet eine kleine Vertiefung.

Viele Raucher beklagen sich über **Gewichtszunahme** im Zuge der Zigarettenentwöhnung. Lesen Sie für Informationen zur diesbezüglichen Selbsthilfe bitte im Abschnitt „Übergewicht" (siehe S. 122) nach und naschen Sie zum Ausgleich statt der üblichen Bonbons einfach eine Karotte oder einen Apfel.

Kreislauf

Schwindel

Schwindel ist eine unangenehme Begleiterscheinung einer ganzen Reihe von Krankheitsbildern. Tritt er wiederholt auf, muss eine eingehende ärztliche Untersuchung erfolgen. Die Ursachen sind vielfältig und reichen vom simplen „Kater" nach einer feuchtfröhlichen Nacht, Verspannungen bzw. Abnützungen im Nackenbereich und Migräne über allgemeine Schwäche im Zuge anderer Krankheiten oder Kreislaufstörungen durch Flüssigkeitsmangel bis zu Herzproblemen und Störungen im Kopfbereich (Gehirn, Gleichgewichtsorgan). Auch bei Blutdruckschwankungen und psychischen Störungen (Depressionen, Panikattacken etc.) kann dieses Symptom auftreten. Schließlich kann Schwindel Menschen befallen, wenn sie rasch aus dem Liegen aufstehen. Man spricht dabei von der sogenannten Orthostasereaktion, die zwar grundsätzlich harmlos ist, aber zum Sturz und dadurch zu Verletzungen führen kann. Weiters kennen viele Menschen jenen Schwindelzustand, der im Zuge einer Reisekrankheit verbunden mit Übelkeit und Erbrechen (siehe S. 130) auftritt. Oft sind beim Schwindel mehrere Fachleute gefragt: Neurologen, Internisten, HNO-Spezialisten, Orthopäden usw. Erster Ansprechpartner ist am besten der Hausarzt, der alle weiteren Maßnahmen einleiten wird. Die Lösung des Problems liegt natürlich in erster Linie in der Beseitigung der jeweiligen Ursache. Die Methoden der TCM können dabei wertvolle Hilfestellung leisten.

In den vergangenen Jahren haben seelisch bedingte Schwindelzustände deutlich zugenommen. Neben Psychotherapie und allenfalls verordneten Medikamenten unterstützen Akupunktur bzw. Akupressur in idealer Weise.

Zwei Akupressurpunkte haben sich in diesem Zusammenhang besonders bewährt:

3E 5 (»Äußere Schranke«) liegt zwei Cun (etwas mehr als drei Zentimeter, traditionelle chinesische Maßeinheit = 1/10 eines chinesischen Fußes, s. Abb. Seite 51), über der dorsalen Handgelenksfalte zwischen Radius und Ulna. **M 36** (»Drei Meilen des Fußes«) befindet sich eine Handbreit unter der Kniescheibe und einen Querfinger seitlich außen neben dem Schienbein.

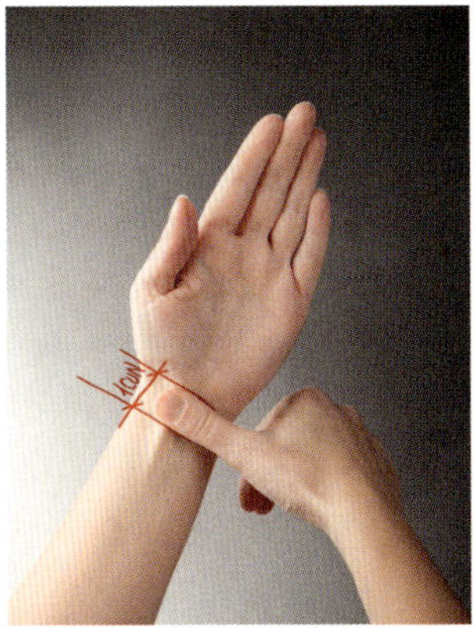

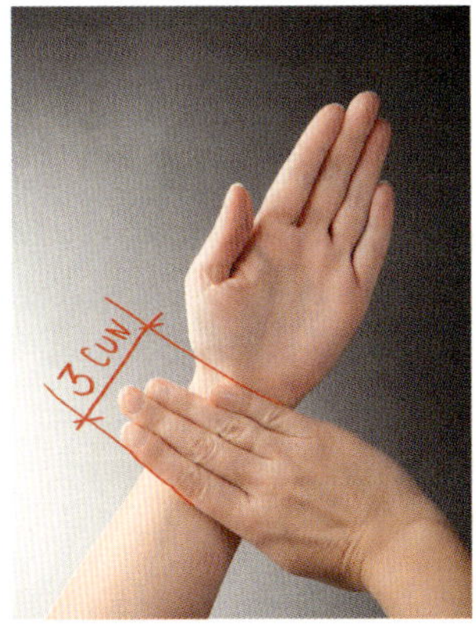

Tritt der Schwindel im Rahmen eines Burnout-Syndroms (siehe S. 37) auf, gehen die Chinesen von einer Schwäche des Milz/Pankreas-Systems aus. Hier spielt die Verdauung eine wichtige Rolle. Massage der folgenden Punkte bietet eine gute Chance auf Linderung:

M 40 liegt in der Streckenmitte zwischen höchstem Punkt des Außenknöchels und Kniegelenksspalt.

KS 6 (»Innere Schranke«) befindet sich zwei Querfinger oberhalb der inneren Handgelenkquerfalte in der Mitte zwischen Elle und Speiche.

G 8 finden Sie zwei Cun über dem Ohransatz innerhalb der Haargrenze.

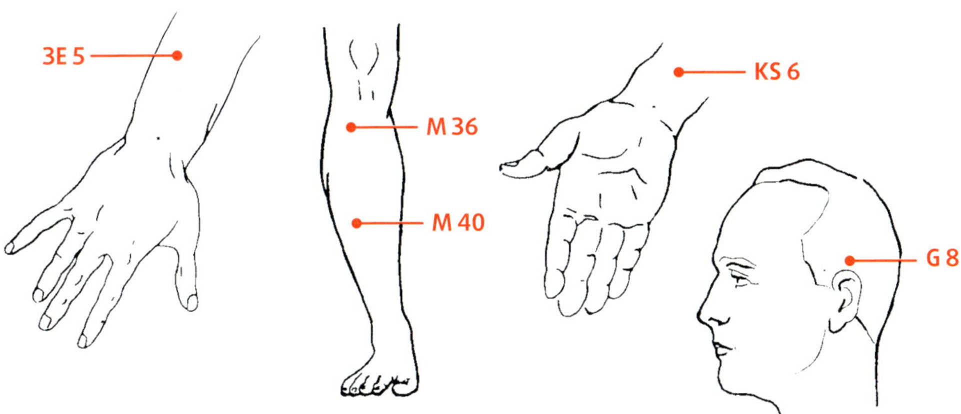

Kreislaufkollaps

Bei einem Kreislaufkollaps leiden die Betroffenen an plötzlichem Schwindel, oft verbunden mit Übelkeit, und haben das Gefühl, jeden Augenblick in Ohnmacht zu fallen. Sie sind blass, schwitzen stark und ihr Puls rast. Eine Sofortmaßnahme ist die richtige Lagerung: flach auf dem Rücken, Beine und Arme hochgelagert. Falls möglich, sollte Flüssigkeit zugeführt werden! Eine Hilfsperson sollte zudem auch den Punkt **Di 4** (»Meisterpunkt gegen viele Schmerzen«) einige Minuten lang kräftig und vibrierend drücken. Sie finden ihn, wenn Sie Daumen und Zeigefinger fest gegeneinanderpressen an der höchsten Stelle des Muskelwulstes, der sich daraufhin bildet. Der Punkt soll gegen den Mittelhandknochen in der Verlängerung des Zeigefingers gedrückt werden.

In jedem Fall sollte ein Arzt auch dann konsultiert werden, wenn sich die Person rasch wieder erholt, denn die Ursachen eines Kreislaufkollapses können vielfältig sein und müssen abgeklärt werden.

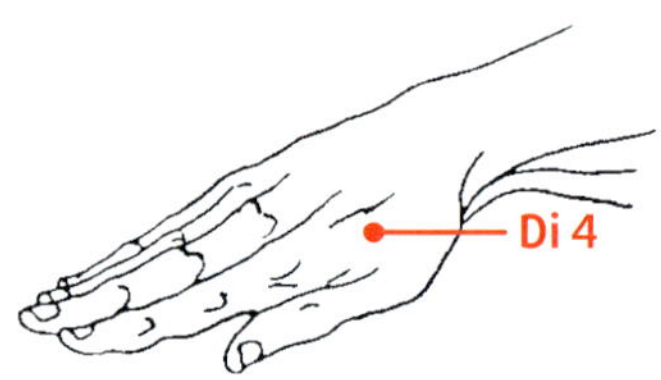

Niedriger Blutdruck

Wenn von Blutdruckstörungen die Rede ist, denkt jeder unwillkürlich an Bluthochdruck (siehe S. 57). Dass auch zu niedriger Blutdruck nicht nur störend, sondern auf lange Sicht auch gesundheitsschädlich sein kann, ist den wenigsten Menschen bewusst. Vor allem Frauen sind davon betroffen und nehmen die Begleiterscheinungen wie Müdigkeit, Schwindelanfälle (siehe S. 50) und Durchblutungsstörungen in den Beinen (siehe S. 61) meistens nicht ernst. Wer sich jedoch ständig schlapp und müde fühlt, sollte zunächst im Zuge einer ärztlichen Untersuchung feststellen lassen, ob seinem Zustand ein organisches Leiden (Schilddrüse, Infektion, Herz usw.) zugrunde liegt. Ist das nicht der Fall, stehen einige sehr gute Möglichkeiten zur Selbstbehandlung zur Verfügung.

Wir kommen auch in diesem Kapitel auf gesunde Lebensführung zurück, die ja eigentlich immer der „Schlüssel" zum körperlichen und seelischen Wohlbefinden ist. Bei Leuten mit zu niedrigem Blutdruck ist auf jeden Fall die **Bewegungstherapie** von eminenter Bedeutung. Der träge Kreislauf muss kräftig angekurbelt werden, dann verschwinden die Symptome oft von selbst.

Pfarrer **Sebastian Kneipp** empfahl, jeden Morgen Waschungen durchzuführen – am besten gleich neben dem Bett. Einen Waschlappen in kühles Wasser tauchen, etwas ausdrücken und dann vorerst mit kleinen Flächen beginnen. Am Anfang nur Arme, Brust und Nacken abwaschen. Erst nach einer gewissen Gewöhnungszeit kann eine Ganzwaschung vorgenommen werden. Danach am besten noch eine Viertelstunde ins Bett legen und aufwärmen.

Natürlich kann auch ein kalter Guss erfolgen. Schrauben Sie dafür den Brauseteil der Dusche ab und drehen Sie den Wasserhahn nicht zu stark auf. Das Wasser soll auf der Haut einen „Mantel" bilden und darf keinesfalls spritzen.

Der **„Kneipp'sche Armguss"** muss immer fern vom Herzen, also rechts, beginnen: vom kleinen Finger außen bis über die Schulter gießen und innen zurück. Dann auf der linken Seite gießen. Den Guss wiederholen und anschließend das Wasser abstreifen.

KNEIPP'SCHER ARMGUSS

rechter Arm außen

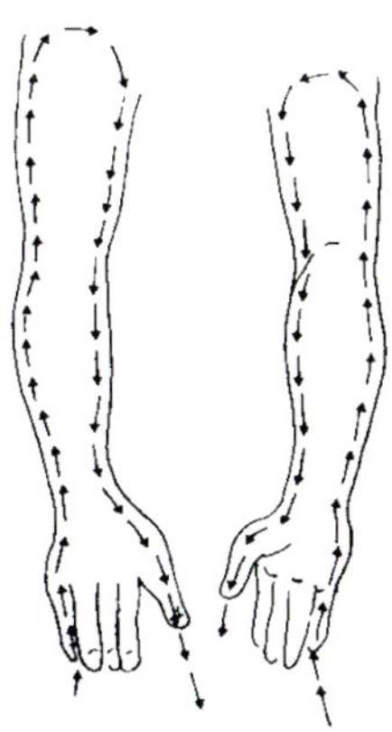

rechter Arm innen

KNEIPP'SCHER KNIEGUSS

rechtes Bein Rückseite

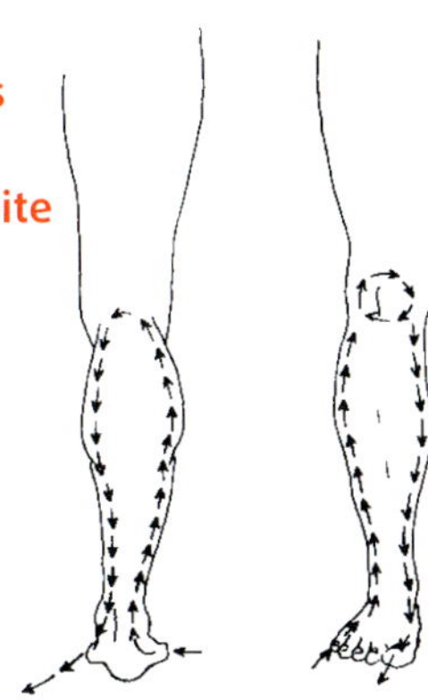

rechtes Bein Vorderseite

Stellen Sie sich für den **„Kneipp'schen Knieguss"** in die Badewanne und beginnen Sie mit dem kalten Guss am rechten Fuß. Führen Sie den Wasserstrahl seitlich der kleinen Zehe über den Vorderfuß zur Ferse mehrmals hin und zurück. Dann langsam an der Außenseite der Wade aufwärts bis knapp über die Kniekehle gießen. Die ganze Rückseite des Unterschenkels soll für ca. fünf Sekunden von einer Wasserfläche bedeckt sein. Schließlich den Strahl an der Innenseite des Unterschenkels wieder langsam zurück zur Ferse führen. Das linke Bein wird genauso behandelt. Wiederholen Sie diese Anwendung zweimal. Die Begießung der Vorderseite geschieht auf gleiche Weise und erfolgt bis knapp über die Kniescheibe. Dabei soll auch der Vorderteil des Beines gleichmäßig vom Wasser umspült sein. Von der Kniescheibe führen Sie den Strahl wiederum an der Innenseite des Unterschenkels abwärts zum Fuß. Zuerst rechts gießen, dann links. Zuletzt werden auch noch die Fußsohlen begossen. Das Wasser von den Beinen nur flüchtig abstreifen, warme Socken anziehen und auf dem Stand einige Minuten laufen. Nie auf die anschließende Erwärmung vergessen! Das ist das Grundprinzip jeder Kaltwasserbehandlung.

Ein gutes Mittel ist auch das **Wassertreten**. Füllen Sie die Badewanne bis knapp unter das Knie mit kaltem Wasser und steigen Sie dann etwa eine Minute darin herum. Ziehen Sie die Knie jedes Mal kräftig zur Brust. Nach dieser „Rosskur" bleibt einem gar nichts anderes übrig, als sich fit zu fühlen.

Wen die große Mattigkeit mit Schwindelgefühl ausgerechnet im Büro überfällt, der möge die Wasserleitung aufdrehen und beide Handgelenke mit der Handfläche nach oben (Pulsregion) unter kaltes Wasser halten. Auch dieses **Armbad** nützt gegen niedrigen Blutdruck.

Von „innen" hilft eine Mischung aus **Rosmarin- und Weißdornblütentee**. Zwei Esslöffel davon mit einem Viertelliter kochendem Wasser übergießen, fünf Minuten ziehen lassen, abseihen und mit etwas Honig gesüßt trinken.

Alle Naturheilmaßnahmen können auf ideale Weise durch chinesische Heilmethoden unterstützt und ergänzt werden:

Drücken Sie jeden Tag mehrmals kräftig den Punkt **N1**, der im vorderen Drittel der Fußsohle in einer Vertiefung liegt. Auch die Punkte **M36** und **KS6** sollten intensiv be-

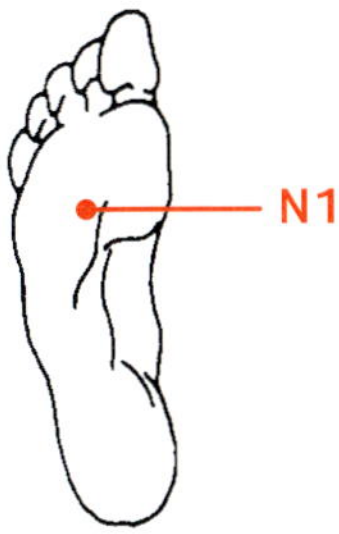
N 1

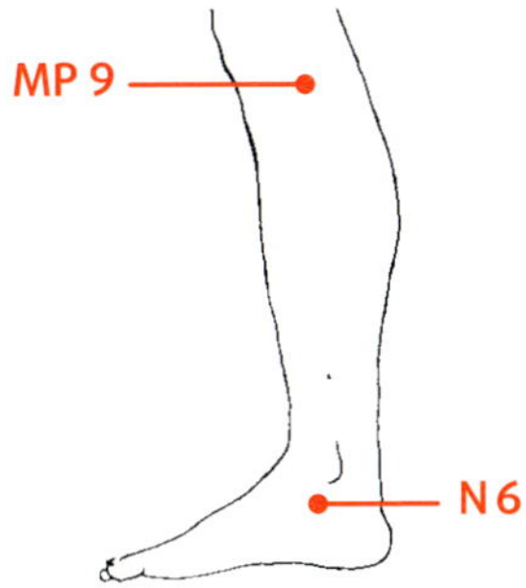
MP 9
N 6

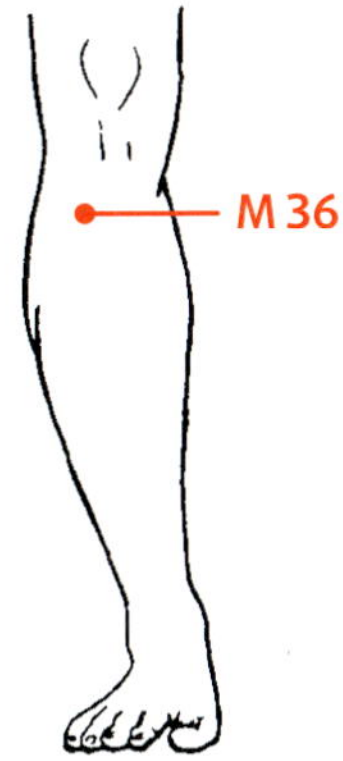
M 36

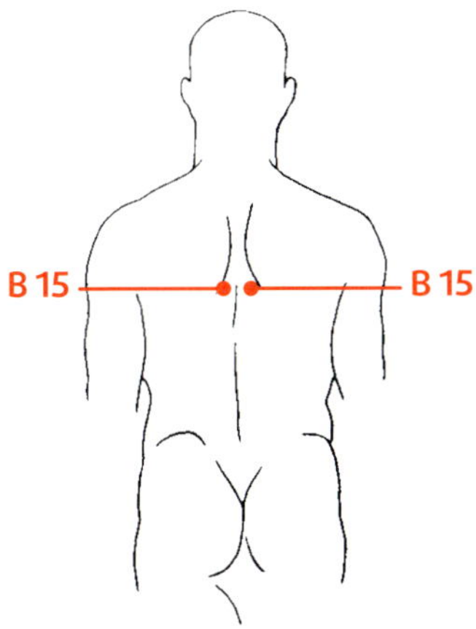
B 15
B 15

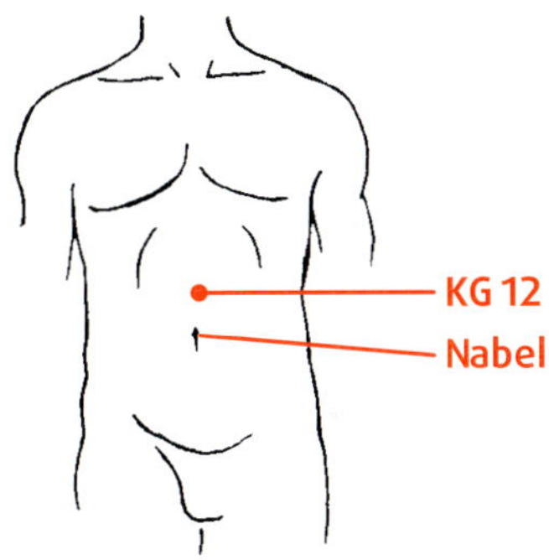
KG 12
Nabel

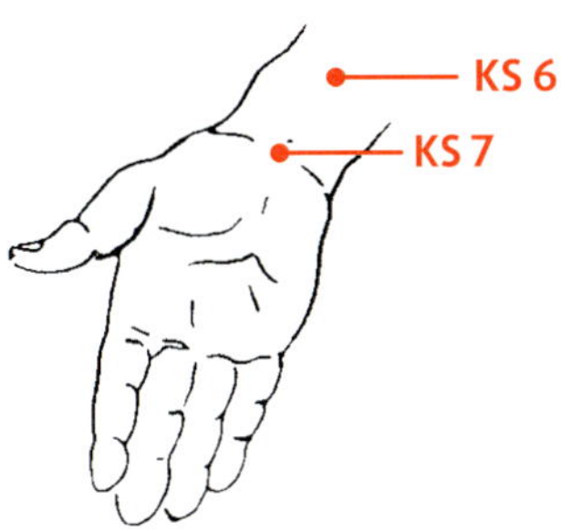
KS 6
KS 7

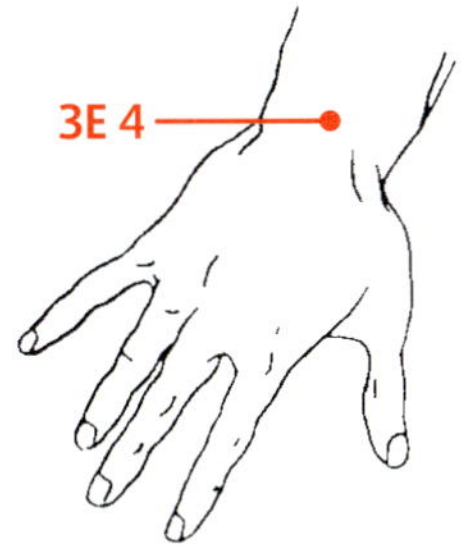
3E 4

arbeitet werden. M 36 liegt eine Handbreit unter der Kniescheibe und einen Querfinger seitlich außen. KS 6, die »Innere Grenze«, befindet sich drei Querfinger oberhalb der inneren Handgelenkquerfalte genau in der Mitte der beiden Unterarmknochen.

Lokale Erwärmung mit der Moxazigarre oder einer Zigarette empfehlen wir für die folgenden Punkte:

B 15, der »Zustimmungspunkt des Herzens«, befindet sich in der Nähe des fünften Brustwirbeldornfortsatzes, zwei Querfinger seitlich der hinteren Mittellinie. Neigen Sie den Kopf nach vorn und ertasten Sie hinten im Nacken in Schulterhöhe eine besonders herausragende Knochenerhebung. Es ist der Dornfortsatz des siebenten Halswirbels. Zählen Sie einfach fünf Fortsätze nach unten und Sie finden den gesuchten Knochenvorsprung.

KS 7 liegt genau in der Mitte der inneren Handgelenkquerfalte und ist ein sehr wichtiger Punkt.

KG 12 heißt »Mittlerer Kanal«. Sie finden den Punkt genau auf der vorderen Mittellinie auf halbem Weg zwischen unterem Brustbeinrand und Nabel.

MP 9 liegt bei gebeugtem Knie genau unter dem inneren Knochenvorsprung des Unterschenkels. Angesprochen wird durch seine Stimulierung in erster Linie die Bauchspeicheldrüse.

N 6, das »Erleuchtete Meer«, liegt knapp unter dem Innenknöchel. Druck darauf oder Erwärmung der Zone helfen auch gegen Potenzprobleme (siehe S. 146).

3E 4 befindet sich auf dem Handrücken fast genau in der Mitte der Handgelenkquerfalte. Er wirkt auch gegen Kopfschmerzen (siehe S. 64), Schulter- und Armbeschwerden (siehe S. 102).

Die Erwärmung oder der Druck sollen bis zu einer Minute dauern. Die Behandlung soll mindestens drei Wochen durchgeführt werden. Nur so wird sich eine Erleichterung der Beschwerden einstellen.

Patienten mit niedrigem Blutdruck neigen mehr als andere zur sogenannten Wetterfühligkeit. Das heißt, sie bekommen bei einem Wetterumschwung Kopfschmerzen, Schwindelanfälle und manchmal auch starke Angstgefühle. Auch dagegen kann das beschriebene Selbsthilfeprogramm wirkungsvoll eingesetzt werden.

Vergessen Sie unter keinen Umständen auf Bewegung! Raffen Sie sich dazu auf, täglich wenigstens einige Minuten am Stand zu laufen und dabei ordentlich ins Schwitzen zu kommen.

Bluthochdruck

Zu hoher Blutdruck (Hypertonie) ist leider in vielen Fällen ein sogenannter „Zufallsbefund". Das heißt, es kann viel Zeit vergehen, ehe diese gefährliche Krankheit zufällig entdeckt wird. Im Englischen nennt man sie auch „silent killer", also „stillen Mörder". Meistens treten nämlich keine Symptome auf. Die Betroffenen merken gar nicht, dass sie auf einer Zeitbombe sitzen. Tödliche Folgen wie Herzinfarkt, Schlaganfall oder Nierenversagen drohen, wenn nicht ausreichend behandelt wird. Auch Erscheinungen wie Blindheit und Impotenz sind möglich. Daher muss Bluthochdruck unbedingt von ärztlicher Seite mit entsprechenden Medikamenten gesenkt und oft lebenslänglich weiterbehandelt werden. Leider nehmen in Österreich nur 20 % der Patienten ihre Medikamente wirklich ordnungsgemäß ein. Dementsprechend groß ist die Zahl der Folgeschäden.

Es gibt zwar klare **Risikofaktoren** wie Rauchen, Alkohol, Übergewicht und Stress, in vielen Fällen ist jedoch die Neigung zur Hypertonie vererbt. Dann können auch eine grundsätzlich empfehlenswerte Diät und ein gesunder Lebensstil alleine nicht helfen.

Wir haben ein kleines Programm aus der TCM zur Unterstützung der ärztlichen Therapie zusammengestellt, das täglich absolviert werden sollte:

1. Die Augenbrauen von innen nach außen vibrierend eine Minute lang drücken.
2. Mit den seitlichen Flächen der Zeigefinger den Knochenrand der Augen für zwei Minuten von innen nach außen schieben.
3. Mit dem Daumen 30 Sekunden den Punkt **G 20** drücken, dann von **B 10** bis in Höhe von **LG 14** die Nackenmuskulatur mehrmals drücken bzw. fest massieren. G 20 (»Teich des Windes«) finden Sie hinter dem Ohr, knapp innen neben dem Warzen-

bein. B10 heißt »Himmelssäule«, weil er am Ansatz des Kapuzenmuskels am Hinterkopf liegt. Sie finden diesen Punkt etwa einen Querfinger seitlich der hinteren Körpermittellinie in Höhe des Haaransatzes. LG14 (»Spinne«) liegt unter dem siebenten Halswirbeldornfortsatz.

4. Die Punkte **LG 20** (auf der Mittellinie des Scheitels auf der höchsten Stelle) und »Die vier klugen Götter« (je einen Fingerbreit von LG20 entfernt) eine Minute vibrierend drücken.
5. Die Haare mit den Fingern durchkämmen und die Kopfhaut abklopfen.
6. Mit beiden Händen die Muskulatur der Lendenregion von oben nach unten klatschend abklopfen.
7. Mit den Händen rund fünf Minuten die Brust von der Mitte zur Seite schieben, zum Schluss einige Male auf die Brust klopfen.
8. Folgende Punkte je 30 Sekunden drücken:

   M36 (»Drei Meilen des Fußes«) liegt eine Handbreit unter der Kniescheibe einen Querfinger seitlich außen neben dem Schienbein.

   KS 6 (»Innere Schranke«) befindet sich zwei Querfinger oberhalb der inneren Handgelenkquerfalte in der Mitte zwischen Elle und Speiche.

   3E 5 (»Äußere Schranke«) finden Sie zwei Cun über der dorsalen Handgelenkquerfalte zwischen Radius und Ulna.

   Di 11 liegt am daumenseitigen Ende der Ellbogenfalte und ist auch als „Tennisarmpunkt" bekannt.

Natürlich muss der Blutdruck selbst regelmäßig (am besten mehrmals täglich) kontrolliert werden. Bei zu hohen Werten trotz medikamentöser Einstellung und Beschwerden wie häufigem Kopfweh, Schwindel und Nasenbluten (!) ist sofort der Arzt zu kontaktieren! Als Übergangslösung, bis ärztliche Hilfe eintrifft, können die Punkte **Di 4** und **Dü 3** etwa zehn Minuten lang gedrückt werden. Um Di 4 (»Meisterpunkt gegen viele Schmerzen«) zu finden, pressen Sie Daumen und Zeigefinger fest gegeneinander. An der höchsten Stelle des Muskelwulstes, der sich daraufhin bildet, liegt der gesuchte Punkt. Drücken Sie ihn gegen den Mittelhandknochen in der Verlängerung des Zeigefingers. Dü 3 liegt bei geschlossener Faust am ulnaren Ende der sich hinter dem Kleinfingergrundgelenk bildenden Falte.

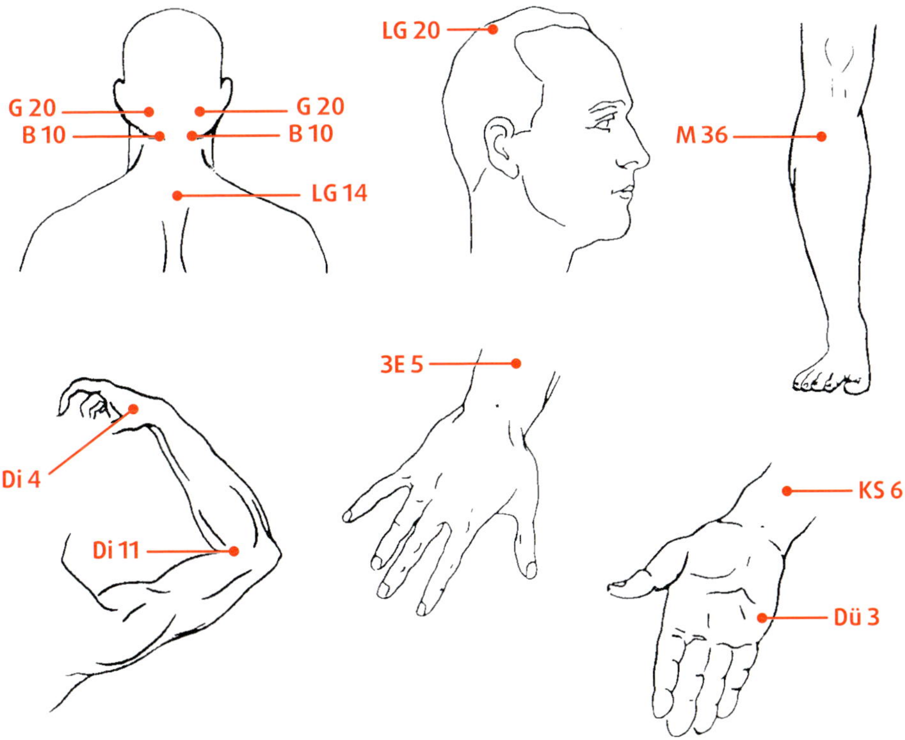

Herzklopfen

Herzjagen und Kurzatmigkeit treten bei organisch gesunden Menschen vor allem infolge von Übermüdung, zu starker nervlicher Belastung (Stress) und seelischer Unausgeglichenheit auf. Ärzte sprechen bei diesem Zustandsbild von vegetativer Labilität und meinen damit, dass das unbewusste Nervensystem sozusagen „verrücktspielt".

Die allerbeste Lösung ist ein längerer (mindestens drei Wochen), erholsamer Urlaub ohne Sorgen, Probleme, Existenzangst und familiäre Zwistigkeiten – ohne sämtliche störende Einflüsse also. Es können sich jedoch die wenigsten von uns tatsächlich diesen Problemen entziehen. Demnach bleibt oft nichts anderes übrig, als mit den Schwierigkeiten zu leben und die schädlichen Auswirkungen auf andere Weise zu vermeiden.

Vorbeugung und Behandlung zugleich erreicht man durch festen Druck auf MP3 und B65. **MP3** liegt seitlich knapp hinter dem Grundgelenk der Großzehe. **B65** befindet sich ebenfalls seitlich auf dem Fußrand, im vorderen Drittel. Beide Punkte sind im Falle der genannten Störungen deutlich druckempfindlicher als ihre Umgebung und können dadurch ziemlich leicht gefunden werden.

Auch einige Handpunkte sind wirksam: **H7** (Handgelenkquerfalte innen, am Ende der Kleinfingerseite) sowie **KS8**, der den eindrucksvollen Namen »Platz der großen Mühe« trägt und genau im Zentrum der Handfläche liegt. Manchmal hilft der Druck auf diesen Punkt auch gegen den Nachschmerz von Gürtelrose.

Lassen Sie auch den Punkt **Lu1** von einem Partner massieren. Sie finden den Punkt zwei Querfinger unterhalb des seitlichen Schlüsselbeinendes. Lu1 soll in Richtung Oberarmknochen gedrückt werden.

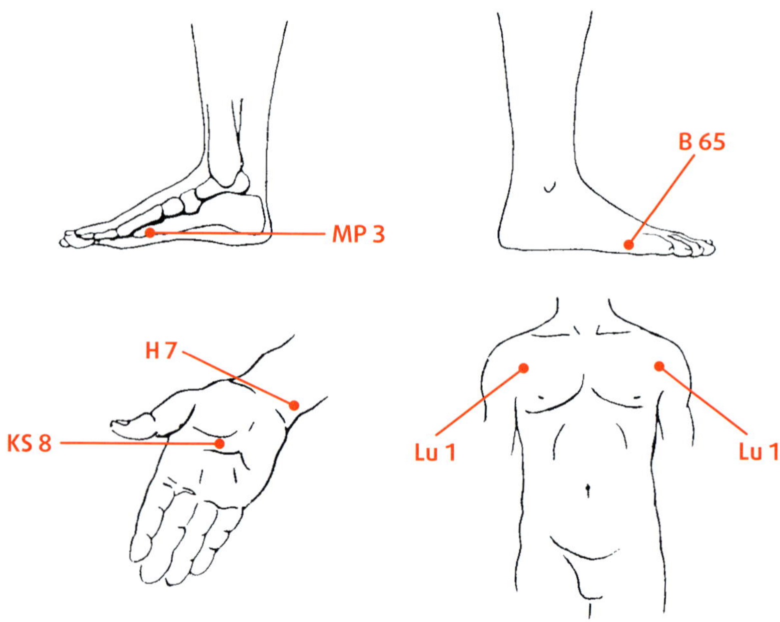

Auch das hilft gegen Herzklopfen: Legen Sie ein warmes Handtuch auf die Brust und atmen Sie ruhig ein und aus.

Durchblutungsstörungen

Kalte Füße, kalte Hände, ein Kältegefühl im Bauch und in der Kreuzgegend – all diese Anzeichen deuten auf eine gestörte Durchblutung hin. Nicht nur ältere Menschen, sondern auch Jugendliche klagen über diese Symptome. Schwere Durchblutungsstörungen, wie sie etwa bei Zuckerkranken, bei chronischen Rauchern oder bei Personen, die an anderen Gefäßkrankheiten leiden, vorkommen, gehören in die Hände eines Arztes. Wir richten uns hier an jene Personen, die ohne ernsten Hintergrund an kalten Füßen und Fingern leiden.

Erste Hilfsmaßnahme sollte die **Vermeidung von Risikofaktoren** wie Rauchen, Übergewicht, falsche Ernährung und Bewegungsmangel sein. Durchblutungsstörungen können allerdings auch auf einer Fehlsteuerung des Nervensystems beruhen. Unter nervlichem Einfluss ziehen sich die Muskeln zusammen und behindern auf diese Weise den Blutstrom, denn auch die Blutgefäße sind von einem Muskelmantel umgeben. Zieht sich dieser zusammen, werden die Adern verengt und die Durchblutung behindert.

Ein sehr wirksames Mittel gegen derartige Beschwerden ist ein **ansteigendes Fußbad:** Füllen Sie eine Fußwanne mit nur wenig warmem Wasser. Stellen Sie die Füße hinein und gießen Sie dann innerhalb von etwa 20 Minuten immer wieder heißes Wasser dazu. Die Wassertemperatur soll letztlich auf rund 40 °C ansteigen. Ein endgültiger Wasserpegel in Knöchelhöhe reicht, weil hauptsächlich die Reflexzonen auf den Fußsohlen beeinflusst werden sollen. Ähnlich geht man bei kalten Händen vor. Auch Kneipp-Anwendungen wie Wechselbäder und Tautreten (am besten morgens barfuß in einer noch feuchten Wiese ein paar Minuten wie ein Storch herumsteigen) gehören zu den erfolgversprechenden Naturheilmitteln.

Doch auch die Chinesen haben hier Nützliches zu bieten! Massieren Sie zur Linderung der Beschwerden die nachfolgenden Punkte:

N 2 gehört zum Nieren-Meridian und liegt auf der höchsten Stelle des Fußgewölbes am inneren Rand des Fußes. Er findet auch bei Menstruations- und Blasenstörungen Verwendung.

MP 6 liegt eine Handbreit oberhalb der Spitze des inneren Knöchels am Hinterrand des Schienbeines.

Um **MP 9** zu finden, tasten Sie bei gebeugtem Knie an der Innenseite bis zur Kniekehle. Dort spüren Sie einen runden Knochenvorsprung, der die obere Verbreiterung des Schienbeines ist. Knapp darunter liegt der gesuchte Punkt.

Wenn Sie unter ständigem Kältegefühl in der Kreuzregion leiden, drücken Sie folgende Punkte:

B 47 liegt auf der Ebene des Dornfortsatzes des zweiten Lendenwirbels, vier Querfinger seitlich der Mittellinie.

B 23 befindet sich in selber Höhe wie B 47, zwei Querfinger von der Mittellinie entfernt.

B 32 entspricht dem zweiten Sakralloch, liegt also auf dem Kreuzbein.

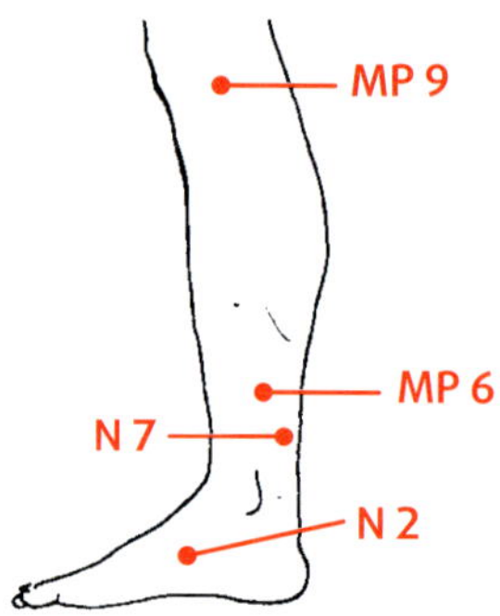

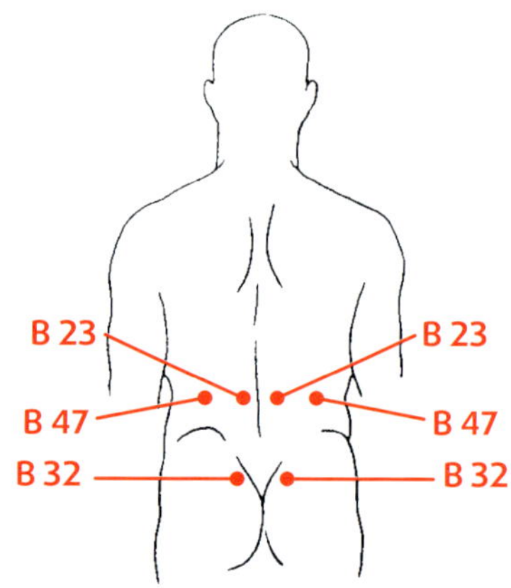

Verbessern lässt sich die Durchblutung auch von innen mit Weißdornblütentee: Zwei Teelöffel mit einem Viertelliter kochendem Wasser überbrühen, 20 Minuten ziehen lassen und je nach Bedarf mit Honig süßen.

Kopf

Kopfschmerzen und Migräne

Kopfschmerzen führen am häufigsten zum Akupunkturarzt. Die Patienten haben meistens schon eine langjährige Leidensgeschichte hinter sich. In mehr als 90 % der Fälle liegen **Migräne** oder **Spannungskopfschmerzen** vor. Weltweit treten bei mehr als 60 % der Bevölkerung verschiedene, wiederkehrende Kopfschmerzen auf, bei Frauen häufiger als bei Männern.

Kopfschmerzen lassen sich erfahrungsgemäß nur schwer ganz genau beschreiben. Das unangenehme Gefühl kann den Schädel betreffen, aber auch das Gesicht, die Nackenpartie oder die Region hinter den Augen. Die Ursachen sind so vielfältig, dass auf jeden Fall eine ärztliche Diagnose eingeholt werden muss!

Kopfweh darf als Warnsignal nicht unterschätzt werden! Bei folgenden Symptomen sollte unbedingt rasch ein Arzt aufgesucht werden:

- Wenn die Schmerzen plötzlich, sozusagen aus „heiterem Himmel" auftreten, der Betroffene aber sonst selten unter Kopfweh leidet.
- Wer in der Nacht mit Kopfschmerzen erwacht, sollte diese Erscheinung ernst nehmen.
- Manchmal wird Kopfschmerz durch Husten verstärkt. Das kann harmlose Ursachen haben, aber auch von einer Störung des zentralen Nervensystems herrühren.
- Kinder, die unter Kopfschmerzen leiden, sind grundsätzlich zum Arzt zu bringen!
- Ältere Leute müssen plötzlich auftretende Kopfschmerzen als mögliches Alarmsignal für einen Schlaganfall betrachten.
- Keine Selbstbehandlung bei Kopfschmerzen, die nach Sturz oder Schlag auf den Kopf entstanden sind!
- Auch Kopfschmerzen, die mit Fieber oder Erbrechen einhergehen, dürfen nur von einem Arzt beurteilt werden.
- Bei Kopfweh im Zusammenhang mit Verwirrung unbedingt einen Arzt aufsuchen!

Die Beschwerden bei Kopfschmerz können so unerträglich sein, dass sie kaum auszuhalten sind. Das Symptom zu bekämpfen, fällt mithilfe der Pharmakologie oft relativ leicht – ein paar schmerzstillende Tabletten und der Kopfschmerz weicht einem dumpfen Gefühl der Betäubung. Gerade diese Medikamentengruppe kann jedoch gefährliche Nebenwirkungen hervorrufen. Deshalb sollte die Bekämpfung der jeweiligen Ursachen des Schmerzes im Vordergrund stehen. Stellt der Arzt fest, dass diese Ursachen harmloser Natur sind, können chinesische Heilmethoden entscheidend dazu beitragen, die Symptome zu lindern, aber auch die Ausgangssituation zu verbessern. Wir beschäftigen uns hier in erster Linie mit Migräne und Kopfweh, das durch Muskelverspannungen im Rücken (vor allem Nacken) sowie eine gestörte Stoffwechsellage (Verdauung!) ausgelöst wird.

Migräneanfälle verlaufen meist in drei Stadien:

Das **erste Stadium** dauert etwa eine halbe Stunde und geht mit Sehstörungen (Flimmern, Teile des Gesichtsfeldes fallen aus) einher. Auch Schwindelgefühl und Sprachstörungen können auftreten. Schmerzen haben die Patienten zu diesem Zeitpunkt noch nicht oder kaum.

Das **zweite Stadium** äußert sich bereits in sehr starken, oft schier unerträglichen Kopfschmerzen, die häufig mit Brechreiz oder Bauchkrämpfen verbunden sind. Der Anfall dauert meistens mehrere Stunden.

Dumpfer, aber nicht pulsierender Kopfschmerz kennzeichnet das **dritte Stadium,** das sogar tagelang anhalten kann. Begleitsymptom ist häufig leichte Übelkeit.

Der Migräneschmerz beginnt meistens halbseitig und wechselt vielfach während des Anfalles auf die andere Seite. Er kann allerdings auch gleich doppelseitig auftreten. Die Betroffenen sind während eines Anfalles überaus geräusch- und lichtempfindlich. Hier kann bereits eine Behandlung ansetzen, die mit chinesischen Heilmethoden nichts zu tun hat: Legen Sie sich in einen abgedunkelten Raum und vermeiden Sie jegliche Geräusche (Radio, TV, Unterhaltung). Bedecken Sie Ihre Augen eventuell mit einem feuchten Tuch. Auch das Geruchsempfinden kann bei Migränekranken gesteigert sein. Jeder zweite Patient klagt außerdem über eine Einschränkung des Denkvermögens und über Konzentrationsmangel.

Migräne-Test

Ob man an Migräne oder einer anderen Form von Kopfschmerz leidet, lässt sich im Rahmen eines einfachen Selbsttests feststellen. Migräne ist dann wahrscheinlich, wenn die meisten der folgenden Fragen mit „ja" beantwortet werden:

- Sind Sie morgens grundsätzlich nicht gut aufgelegt?
- Fällt der Einstieg in den Tag schwer?
- Fühlen Sie sich in der Früh eher zerschlagen als munter?
- Sind Sie abends leistungsfähiger als am Morgen?
- Neigen Sie zur Überempfindlichkeit gegenüber Gerüchen (Tabak, Knoblauch, Kaffee usw.)?
- Sind Sie „lichtscheu"? (Stört Sie zum Beispiel das flackernde Licht einer Kerze?)
- Leiden Sie unter Sinnestäuschungen?
- Haben Sie öfter Konzentrationsschwierigkeiten?
- Leiden Sie hin und wieder an Gedächtnislücken? (Sie beginnen ein Gespräch und wissen dann plötzlich nicht mehr, was Sie sagen wollten.)
- Gibt es in der Verwandtschaft Migränekranke?
- Haben Sie Albträume?
- Sind Sie lichtempfindlich und müssen bei Sonne oder Schnee eine Sonnenbrille tragen?

Migränekranke müssen nicht verzweifeln. Die Beschwerden lassen sich in vielen Fällen alleine durch eine **vernünftige Lebensweise** verhindern oder zumindest deutlich lindern: Viel Bewegung in der frischen Luft, Vermeidung von Alkohol und starkem Kaffee, Entspannungsübungen, eine gesunde, vielseitige Ernährung und nicht zuletzt auch vorbeugende chinesische Massage sind erfolgversprechende Maßnahmen. Ist das Malheur – sprich: der Anfall – bereits passiert, schaffen chinesische Heilmethoden vielfach wirkungsvoller Abhilfe als schmerzstillende Tabletten.

Lohnend ist mit Sicherheit ein Versuch mit **Akupunktur**. Laut Statistik sprechen mehr als 70 % aller Patienten auf diese Heilmethode gut an. Pro Behandlung verwendet der Arzt etwa zwölf dünne Einwegnadeln. Das Einstechen ist praktisch schmerzlos, die

Nadel wird kurz gedreht und verbleibt für etwa 20–30 Minuten. Der Patient spürt während des Liegens ein sehr angenehmes Gefühl, das Stunden bis Tage anhalten kann. Die Wirkung tritt in den meisten Fällen innerhalb der ersten sechs Behandlungen auf. Nach einer Behandlungsserie von etwa 15 Sitzungen empfehlen wir eine Pause von drei bis sechs Monaten. Alle Dauermedikamente werden weiter eingenommen. Die benötigte Menge wird allerdings deutlich geringer sein. Eine grundsätzliche Heilung ist aber leider auch bei optimalem Therapieeinsatz nicht möglich.

Natürlich ist auch Selbsthilfe mit Akupressur möglich. Sowohl bei Migräne als auch bei Spannungskopfschmerz werden folgende Punkte mit dem Daumen fünfmal für je fünf Sekunden sehr kräftig gedrückt: MP 3, MP 4, B 63, B 10 und M 41.

MP 3 finden Sie knapp hinter dem ersten Mittelfußknochen. Er ist auch wirksam gegen Durchfall, Erbrechen und Darmbeschwerden verschiedener Art (siehe S. 136).

MP 4 heißt »Fürstenenkel« und liegt auf der Fußinnenseite, etwa am höchsten Punkt des Fußgewölbes. Drücken Sie ihn auch bei Magenschmerzen (siehe S. 131) und Darmbeschwerden (siehe S. 136).

B 63 ist das sogenannte »Goldtor«. Die Stimulierung dieses Punktes nützt nicht nur gegen Kopfschmerzen, sondern beeinflusst auch Schmerzen im Sprunggelenk, in den Lenden und im Bein günstig. Der Punkt liegt einen Querfinger vor und unterhalb des äußeren Knöchels.

B 10 heißt »Himmelssäule«, weil er am Ansatz des Kapuzenmuskels am Hinterkopf liegt. Sie finden ihn etwa einen Querfinger seitlich der hinteren Körpermittellinie in Höhe des Haaransatzes. Neben Kopfweh kann man damit auch Nackensteifheit, Schlafstörungen (siehe S. 39), Schmerzzustände im Hals (siehe S. 89) sowie Heiserkeit nach zu starker Beanspruchung der Stimmbänder lindern.

Einen weiteren Punkt gegen Kopfschmerzen finden Sie in der Mitte der vorderen Querfalte des Sprunggelenkes. Es handelt sich dabei um **M 41**, der auch der Linderung von Beschwerden im Sprunggelenk dient.

Nach der Akupressur sollte man noch von der Sohle bis zum Knie leicht hin- und herstreichen und sanft massieren. Danach Fußsohle und Unterschenkel etwas fester kneten. Nun wieder von der Fußspitze bis zum Knie streichen. Ist diese Behandlung abgeschlossen, drücken Sie mit dem Daumen oder mithilfe eines abgerundeten Holzstabes neuerlich die Punkte **MP 4** und **N 1** mehrmals je fünf Sekunden lang. Der Schmerz, den Sie dabei empfinden, wird allmählich geringer werden – ein Zeichen dafür, dass die Behandlung wirkt. N 1 finden Sie im vorderen Drittel der Fußsohle in einer Vertiefung.

Jetzt kommt nochmals die »Himmelssäule« an die Reihe: der linke und der rechte Punkt **B 10** werden mit beiden Daumen gleichzeitig gedrückt. Verstärken Sie dabei den Druck im linken Punkt B 10 etwas (diese Übung wird auch als B 10-Massage-Gymnastik bezeichnet).

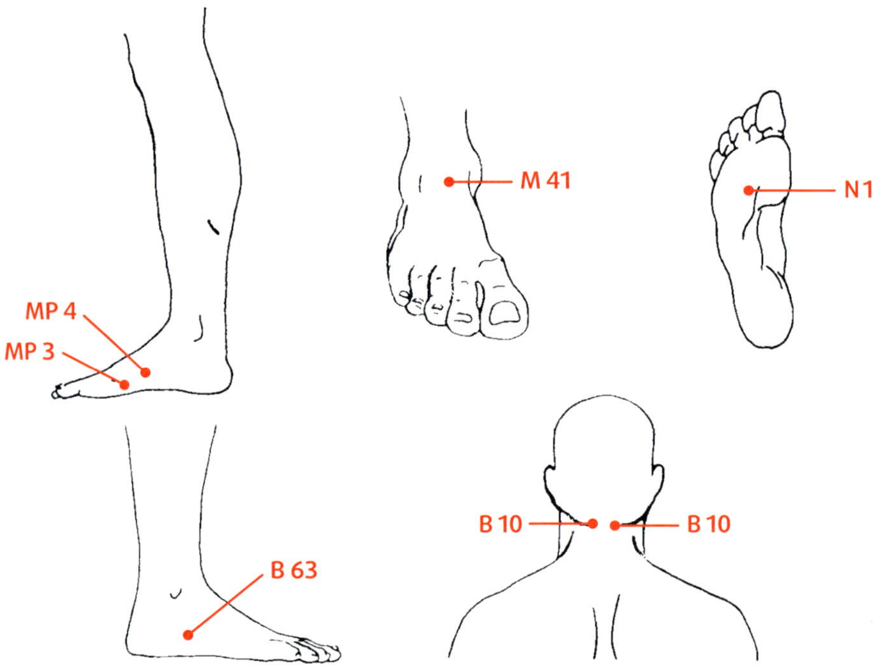

Kopfschmerz tritt nicht selten im Zuge einer starken nervlichen Anspannung auf. Dann eignet sich zur Behandlung neben Akupressur vor allem Schattenboxen als aktive Entspannungsübung. Auch alle passiven Entspannungsmaßnahmen wie ruhiges Liegen in der Badewanne helfen. Sehr wichtig ist ausreichende Sauerstoffzufuhr. Vergessen Sie daher in Ihrem Behandlungsprogramm unter keinen Umständen auf Atemübungen!

Starkes Schwitzen am Kopf

Viele Menschen leiden unter Schweißausbrüchen im Kopfbereich, die scheinbar keinen ersichtlichen Grund haben und auch in der kühlen Jahreszeit auftreten. Schwitzen ist an sich eine natürliche Reaktion des Körpers, um die Körpertemperatur konstant zu halten. Übermäßige Schweißabsonderung ohne organischen Hintergrund (Infektion, Stoffwechselstörung, Überfunktion der Schilddrüse etc.) beruht praktisch immer auf einer nervlichen Fehlsteuerung. Stress ist dafür ein überaus häufiger Auslöser. Gerade hier kann die TCM sehr erfolgreich sein.

Die chinesische Medizin sieht bei starkem Kopfschwitzen einen Hinweis auf einen Mangelzustand in einem oder mehreren der drei energetischen Systeme Atmung/Herzkreislauf, Verdauung und Niere. Nach der TCM wird der gesamte menschliche Organismus vom Herzen aus kontrolliert bzw. reguliert. Wenn also keine organische Ursache zu finden ist, kommen als Problemlöser Psychotherapie, Entspannungstherapie, aber unbedingt auch Akupunktur und Qigong (chinesische Meditations- und Bewegungsform) in Frage.

Wir empfehlen konkret die tägliche Selbstakupressur der Punkte **Di 11** (liegt bei angewinkeltem Arm in der Ellbogenfalte am daumenseitigen Ende) und **KS 6** (heißt »Innere Schranke« und liegt zwei Querfinger oberhalb der inneren Handgelenkquerfalte in der Mitte zwischen Elle und Speiche).

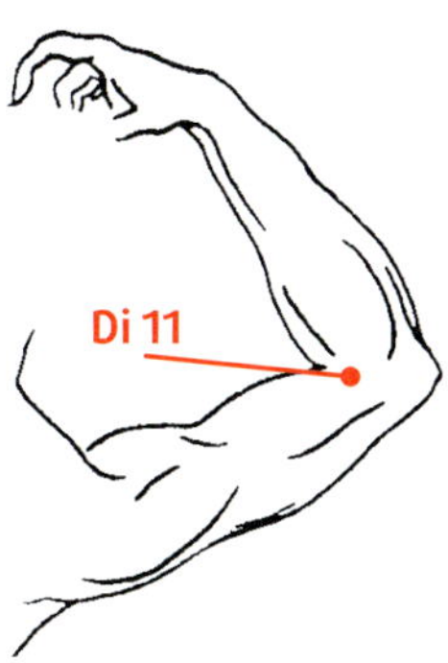

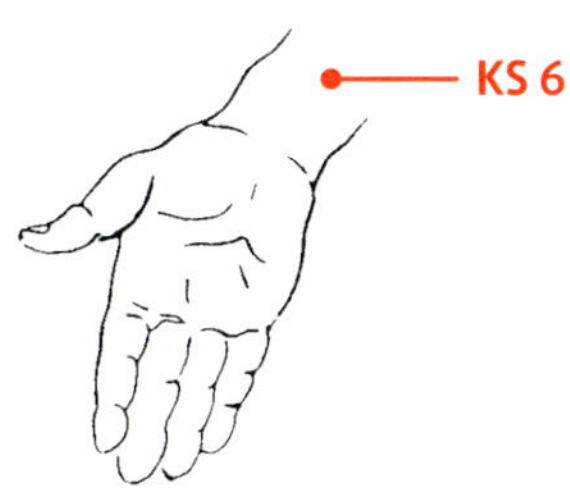

Augenprobleme

Viele Störungen des Wohlbefindens gehen von den Augen aus. Es kann sich dabei um Kopfschmerzen (siehe S. 64), Schwindelanfälle (siehe S. 50) oder ein lokales Schmerzgefühl handeln. Bereits bestehende Augenkrankheiten wie etwa der grüne oder der graue Star müssen natürlich fachärztlich behandelt werden. Abnorm rasche Ermüdbarkeit der Augen, verbunden mit Sehstörungen (Verschwimmen der Buchstaben, Schwindelgefühl), sind häufig auf eine Sehschwäche zurückzuführen. Üblicherweise wird versucht, derartige Zustände mithilfe von Brillen zu beseitigen. Damit lassen sich sicher gute Erfolge erzielen, viele Menschen lehnen aber Brillen aus Eitelkeit ab.

In China tragen unterdurchschnittlich wenige Menschen Brillen. Das liegt daran, dass dort schon den Schulkindern sehkraftstärkende Übungen beigebracht werden, noch bevor Alarmsignale auftreten (Kopfschmerzen, Flimmern vor den Augen, Schleier, gestörte Nah- und Fernsicht, Doppeltsehen, Nachtblindheit usw.). **Augengymnastik** hat den Sinn, jene sechs Muskeln, von denen die Augäpfel bewegt werden, zu kräftigen. Diese Muskeln lassen sich – wie jeder Muskel des menschlichen Körpers – trainieren. Vorzeitige Erschlaffung führt zu einer Reihe von Problemen und zu Sehschwäche. Chinesische Heilmethoden versetzen Sie in die Lage, Ihre Augen so gut zu trainieren, dass manche Leiden sogar verhindert werden können.

Die einfachen Übungen beanspruchen nur wenige Minuten am Tag, verbessern aber die Funktion dieses so wichtigen Organs oft in verblüffendem Ausmaß:

- Den Kopf gerade halten. Zu Boden blicken, dann in Richtung Himmel schauen.
- Zuerst so weit wie möglich nach links blicken, dann – analog dazu – möglichst weit nach rechts schauen.
- Nun vorerst hinauf blicken, dann seitlich über einen Augenwinkel hinaus-, hinunter- und nun seitlich über den anderen Augenwinkel hinausschauen.
- Mit den Augäpfeln langsam zuerst in die eine, dann in die andere Richtung rollen.
- Fixieren Sie einen Punkt im Zimmer in relativ kurzer Entfernung (höchstens ein bis zwei Meter) eine Minute lang. Richten Sie dann den Blick aus dem Fenster auf einen vorher bestimmten, möglichst weit in der Ferne liegenden Punkt. Diese Übung mehrmals wiederholen.

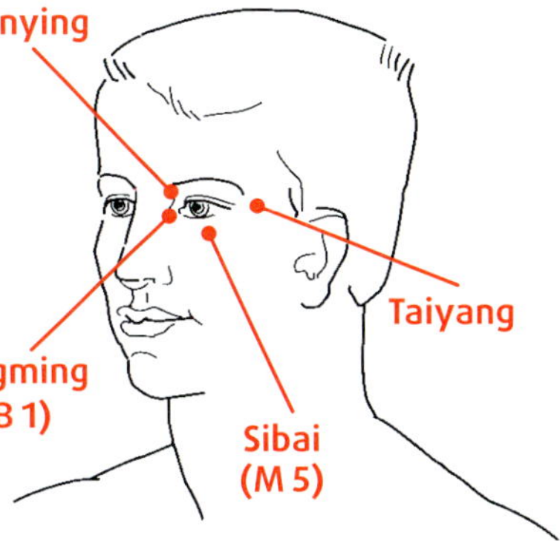

Gegen Sehschwäche massieren die Chinesen im Augenbereich vier verschiedene Punkte, die alle auch in der Akupunktur eine Rolle spielen. Behandeln Sie folgende Zonen täglich ein- bis zweimal:

- Die **Tianying-Zone** liegt unter dem inneren Augenbrauenende am knöchernen Rand der Augenhöhle. Mit dem Daumenballen jeweils 20- bis 30-mal kreisen. Immer beide Augen behandeln und nicht zu fest aufdrücken.
- Die **B1-Zone** ist am inneren Knochenrand der Augenhöhle zu suchen. Zuerst mit dem Daumen und dem Zeigefinger beide Punkte in Richtung Nasenrücken gegeneinanderdrücken, dann nach unten, schließlich auch nach oben drücken. Üben Sie den Druck ungefähr 30-mal aus.
- Die **M5-Zone** (Sibai-Zone) liegt auf einer senkrechten Linie durch die Augenbrauenmitte, einen Querfinger unter dem unteren Rand der knöchernen Augenhöhlenbegrenzung. Mit dem Zeigefinger 30-mal kreisende Bewegungen ausführen.
- Die **Taiyang-Zone** befindet sich etwa einen Querfinger seitlich der äußeren Augenhöhlenbegrenzung. Mit dem Daumen nach links und nach rechts jeweils 20-mal kreisen.

Wenn **Zuckungen der Augenlider** auftreten, so ist dies meistens ein Zeichen von Übermüdung. Hier kann man sich selbst Erleichterung verschaffen: Binden Sie rund 15 Zahnstocher fest zu einem Bündel zusammen. Die Spitzen sollen auf einer Ebene liegen. Drücken Sie damit leicht die drei folgenden Punkte für je fünf Sekunden:

B 10, die »Himmelssäule«, liegt etwa zwei Querfinger seitlich der hinteren Körpermittellinie in Höhe der Haaransatzgrenze. Dort setzt der Kapuzenmuskel an.

M 5 befindet sich einen Querfinger in senkrechter Linie durch die Augenbrauenmitte unter dem unteren Rand der knöchernen Augenbrauenbegrenzung.

G 3 finden Sie knapp oberhalb der Mitte des Jochbeines (also in Nachbarschaft zur Sibai-Zone).

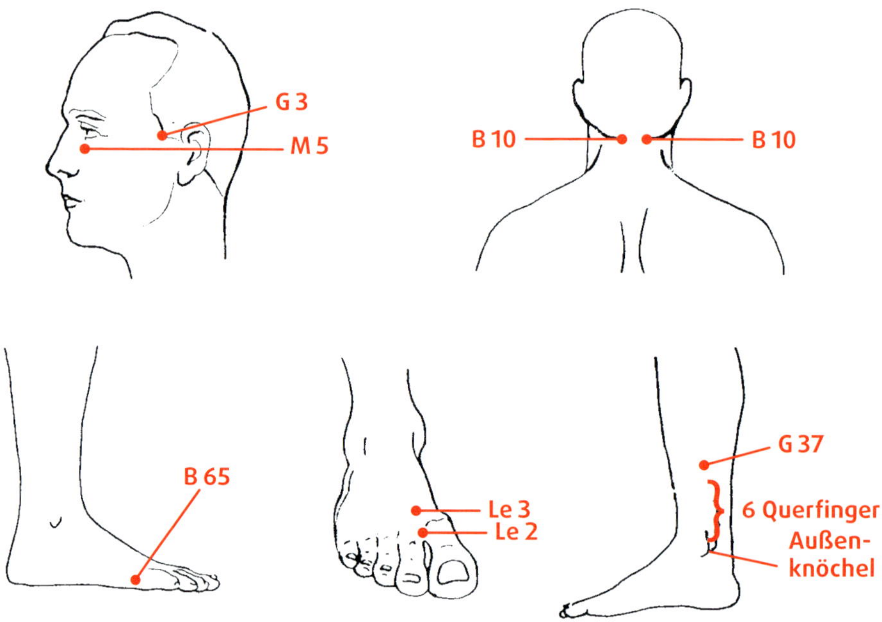

Nach größeren Anstrengungen durch Lesen oder Fernsehen empfiehlt es sich, auch folgende Punkte zu drücken:

B 65 liegt seitlich am Fußrand im vorderen Drittel.

Le 2 befindet sich etwa einen halben Zentimeter hinter der „Schwimmhaut" zwischen erster und zweiter Zehe. Dieser Punkt hilft auch gegen Schlaflosigkeit (siehe S. 39) und Neigung zum Bluthochdruck (siehe S. 57).

Le 3 heißt »Höchster Angriffspunkt«, vielleicht deshalb, weil er noch stärker als Le 2 wirkt. Der Punkt ist etwas oberhalb von Le 2 zu finden in einer Vertiefung im Winkel zwischen Metatarsale 1 und 2. In der Akupressur wird dieser Punkt auch gerne zur Erleichterung von Muskelkrämpfen gedrückt, ebenso wie bei seelischen Spannungszuständen, die mit Schlafstörungen (siehe S. 39), Appetitlosigkeit (siehe S. 140) und Konzentrationsschwäche einhergehen.

G 37, die »Strahlende Helle«, liegt sechs Querfinger oberhalb des Außenknöchels. Schon der Name des Punktes weist auf die Augen hin. Tatsächlich bewirkt er in vielen Fällen eine Verbesserung von Kurzsichtigkeit, Nachtblindheit und Migräne mit Sehstörungen.

Eine weitere einfache Methode, übermüdete Augen zu entspannen, besteht darin, sie mit beiden Handflächen zuzudecken. Betrachten Sie zunächst ein Bild in Ihrer Umgebung, schließen Sie dann die Augen und bedecken Sie sie mit den hohlen Handflächen. Es darf aber kein Druck auf die Lider ausgeübt werden! Nun mit den Ellbogen aufstützen und fünfmal tief atmen. Diese Übung dient auch der allgemeinen Entspannung.

Trockene Augen

Gerötete, brennende und juckende Augen treten nicht nur, aber besonders häufig bei älteren Menschen auf. Ursache ist neben zu viel Fernsehen und Computertätigkeit oft eine hormonelle Umstellung. Die Schleimhäute werden allgemein trockener, wovon auch die Augen betroffen sind. Wer an trockenen Augen leidet, ist meistens auch lichtempfindlicher und klagt über Sehstörungen und geschwollene Augenlider. Die Augenärzte verordnen hier spezielle Tropfen, die die Tränenflüssigkeit ersetzen sollen. Das ist sehr hilfreich, ändert aber an der Ausgangslage nichts. Akupressur kann in diesem Fall ergänzend die Beschwerden deutlich lindern!

Folgende Punkte sollen bei trockenen Augen gedrückt werden:

Di 4 (»Meisterpunkt gegen viele Schmerzen«) finden Sie, wenn Sie Daumen und Zeigefinger fest gegeneinanderpressen. An der höchsten Stelle des Muskelwulstes, der sich daraufhin bildet, liegt der gesuchte Punkt. Drücken Sie ihn gegen den Mittelhandknochen in der Verlängerung des Zeigefingers.

G 20 (»Teich des Windes«) liegt hinter dem Ohr, knapp innen neben dem Warzenbein.

B 18 befindet sich zwei Querfinger seitlich vom unteren Rand des neunten Brustwirbeldornfortsatzes.

B 23 liegt zwei Querfinger seitlich vom unteren Rand des zweiten Lendenwirbeldornfortsatzes.

G 37 (»Strahlende Helle«) befindet sich sechs Querfinger oberhalb des Außenknöchels. Wie schon sein Name andeutet, hat dieser Punkt mit den Augen zu tun.

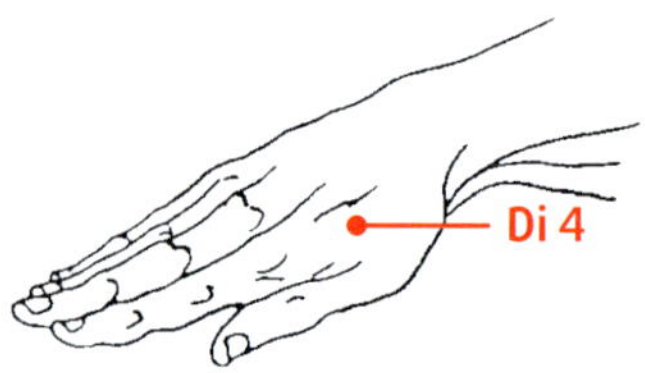

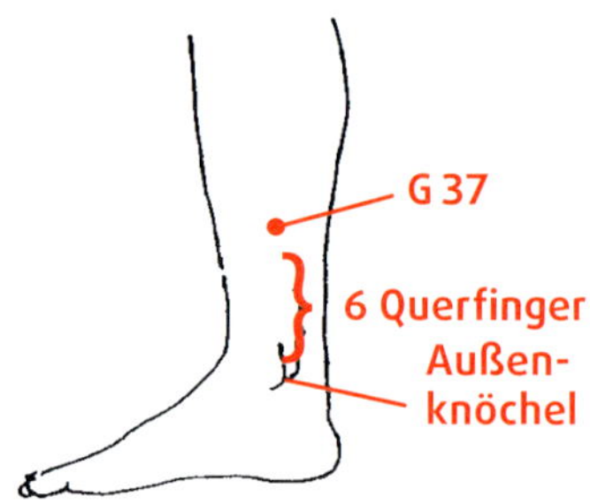

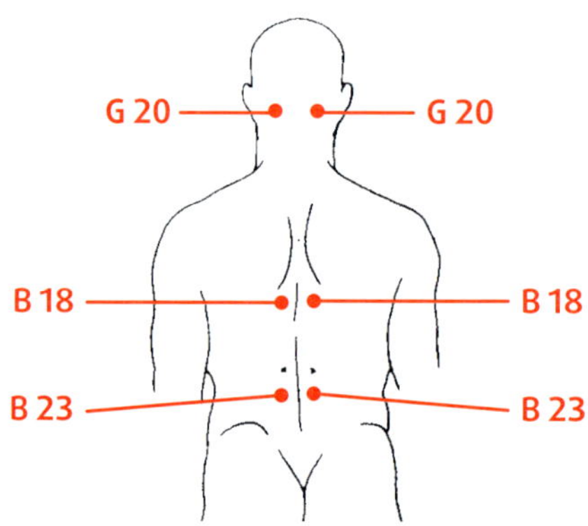

Zusätzlich hilft folgende Behandlung aus der TCM gegen trockene Augen:

- Die Augenbrauen mit Daumen und Zeigefinger fünfmal drücken.
- Mit den Seitenflächen der Zeigefinger mehrmals sanft über die geschlossenen Lider streichen. Die Daumen liegen dabei an der Schläfe.
- Die Augen schließen und mit beiden warm geriebenen Handflächen fünfmal bedecken.

Zahnschmerzen

Sie werden vielleicht auch schon die Erfahrung gemacht haben, dass Zahnschmerz vornehmlich nachts oder an Wochenenden auftritt, dann nämlich, wenn rasche ärztliche Hilfe schwer zu bekommen ist. Die Behandlungsmethoden der Chinesen und der westlichen Mediziner unterscheiden sich bei Zahnschmerzen kaum, mit der Einschränkung, dass sich in China viele Patienten auch beim Zahnziehen mithilfe der Akupunktur schmerzunempfindlich machen lassen.

Wenden Sie zur Schmerzlinderung im Akutfall Methoden an, die den Chinesen schon seit Jahrtausenden helfen. Suchen Sie allerdings sobald wie möglich einen Zahnarzt auf, der die Ursache der Beschwerden feststellt und sie gezielt behandelt!

Im Schmerzfall drücken Sie mit den Daumen 20 Sekunden lang kräftig die Punkte **MP3** (knapp hinter dem ersten Mittelfußköpfchen) oder **M36** (»Drei Meilen des Fußes« genannt, eine Handbreit unter und einen Querfinger seitlich der Kniescheibe, hilft auch gegen Übelkeit und Blutdruckstörungen (siehe S. 52)). Der Punkt M36 eignet sich auch für eine **Moxabehandlung**.

Treten die Schmerzen besonders schlimm in **Unterkieferzähnen** auf, empfiehlt sich die Druckmassage der Punkte Di4, Di10 und Di11, die jeweils 20 Sekunden lang kräftig gedrückt werden sollen.

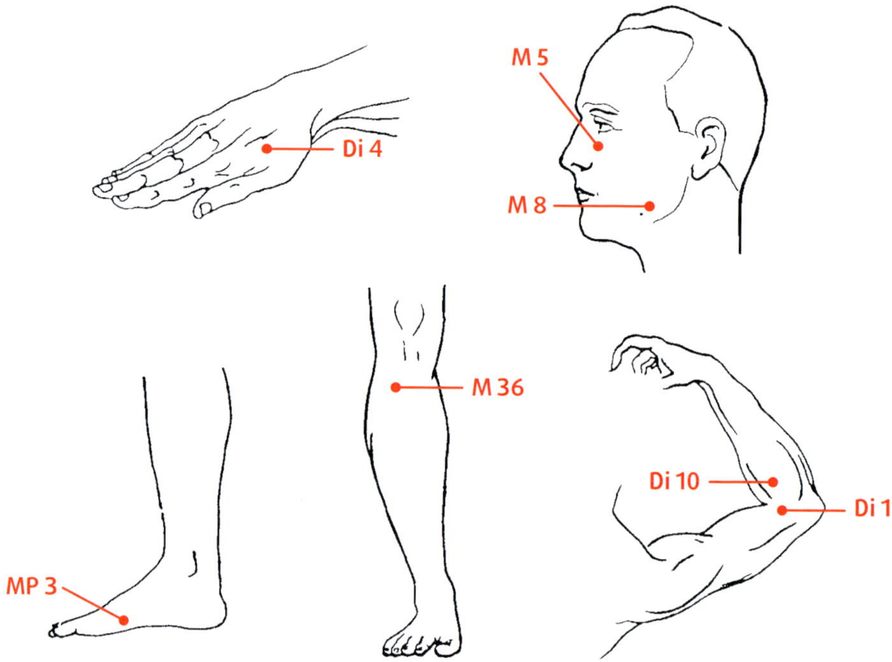

Di 4 liegt an der höchsten Stelle jenes Muskelwulstes, der entsteht, wenn Sie den Daumen fest gegen den Zeigefinger pressen. Drücken Sie den Punkt gegen den Mittelhandknochen in der Verlängerung des Zeigefingers. Di 4 (»Meisterpunkt gegen viele Schmerzen«) hat in der Akupunktur und in der chinesischen Massage größte Bedeutung. Er wird von jedem Behandler sehr oft verwendet. Die Wirkung entsteht vornehmlich im Bereich des Gesichtes. Kopfweh (siehe S. 64), Zahnschmerz, Schnupfen (siehe S. 89) und ein unangenehmes Druckgefühl im Kopf bei Fieber können damit behandelt werden. Aber auch Gelenkschmerzen im Arm und vegetative Störungen sind über diesen Punkt günstig zu beeinflussen.

Di 10 wird die »Drei Meilen des Armes« genannt, hat ähnliche Bedeutung wie M 36 und liegt zwei Querfinger unter **Di 11**. **M 8**, einen weiteren Punkt zur Linderung von Schmerzen in den Unterkieferzähnen, finden Sie direkt am Unterkiefer, knapp vor dem Kaumuskelrand (Musculus masseter).

Auch der Punkt **M 5** ist bei Unterkieferproblemen sehr wirksam. Er befindet sich einen Querfinger unter dem unteren knöchernen Rand der Augenhöhle genau in der Mitte. M 5 auf beiden Seiten mit den Zeigefingern kräftig 30 Sekunden lang drücken.

Wenn neben Zahnschmerz ein Gefühl der **Steifheit im Schulterbereich** vorliegt, sollte auch eine Fußzonenbehandlung erfolgen. Massieren Sie dann den Punkt **MP 3**. Sanfte Massage der Halswirbelsäule und der Schultern bringt ebenso Linderung. Da bittet man am besten einen Partner um Hilfe.

Zahnfleischbluten können Sie durch sanfte Massage entgegenwirken: Streichen Sie dreimal täglich mit befeuchteten Fingerkuppen kreisend über das Zahnfleisch. Möglicherweise blutet es anfangs noch stärker, aber nach etwa einer Woche kann mit einer deutlichen Besserung gerechnet werden.

Haarausfall

Ein zuverlässiges Mittel gegen Haarausfall würde dessen Entdecker vermutlich zu einem der reichsten Menschen der Welt machen. Zu vielschichtig sind allerdings die Ursachen von Haarverlust, um jemals ein Patentrezept dagegen entwickeln zu können. Haarausfall kann den ganzen Kopf betreffen oder aber nur an einigen Stellen kreisrund auftreten.

Als **auslösende Momente** kommen neben einer erblichen Veranlagung eine ganze Reihe von Krankheiten in Frage: Hormonstörungen, Blutkrankheiten (Mangel an roten Blutkörperchen oder an Blutzellen überhaupt), fieberhafte Infektionskrankheiten, Eiterherde (Mandeln, Blinddarm, Zähne) etc. Auch Ernährungsprobleme, der Einfluss von Giftstoffen, Medikamente oder der körperlich-seelische Erschöpfungszustand, der durch zu großen und lange andauernden Stress entsteht, können Haarverlust begünstigen.

Manchmal tritt Haarausfall nur vorübergehend auf, das Haar wird nach Überwindung der Ursache von selbst, ohne jede ärztliche Behandlung wieder dichter und kräftiger. In den meisten Fällen gilt allerdings das Scherzwort: „Haarausfall ist eine Krankheit, bei der es keinen Rückfall gibt.“

Namhafte Hautärzte vertreten die Meinung, dass Haarausfall bei Männern ein völlig normaler Zustand sei, der sich aus der bestehenden hormonellen Situation ergäbe. Jedes Ankämpfen dagegen sei sinnlos. Das mag für jenen Haarausfall gelten, der erst in fortgeschrittenem Alter mit „Geheimratsecken" beginnt und dem Träger eigentlich nie eine völlige, „spiegelblanke" Glatze beschert. Wer jedoch schon Mitte zwanzig langsam, aber sicher sein Haupthaar verliert, sollte nichts unversucht lassen, diesen Zustand zu ändern. Teure Haarwuchsmittel, die in großer Vielfalt angeboten werden, haben allerdings erfahrungsgemäß nur in ganz seltenen Fällen die gewünschte Wirkung.

Grundsätzlich gilt es, die Ernährungssituation des Haares zu verbessern. Ist die **Durchblutung** der Kopfhaut gestört, so können keine Nährstoffe an die Haarwurzel gelangen. Das solcherart unterernährte Haar stirbt ab und fällt aus. Alle durchblutungsfördernden Maßnahmen bringen daher Besserung. Diese sind aber nicht nur an Ort und Stelle zu setzen. Ein gut funktionierender Kreislauf und die Vermeidung von Risikofaktoren, die zur Verengung der Blutgefäße führen können (üppige Ernährung, Rauchen, Stress), sind Grundvoraussetzungen für eine gute Durchblutung.

Die traditionelle chinesische Medizin bedient sich der Akupunktur und der Massage als Mittel zur Selbsthilfe und auch zur Unterstützung anderer Behandlungsmethoden. Allerdings ist selbst bei Haarausfall aus den eingangs erwähnten Gründen eine fachärztliche Untersuchung zu empfehlen.

Die im Folgenden beschriebenen Massagegriffe dienen in erster Linie der Anregung der Kopfhautdurchblutung sowie der Beseitigung muskulärer Verspannungen, die bei nervösen Menschen sehr häufig auftreten:

- Klopfen Sie den ganzen Kopfhautbereich mit den Fingerkuppen der linken oder rechten Hand nicht zu fest mindestens hundertmal ab. Kopfschmerz darf dabei natürlich nicht entstehen.
- Nun wird die Kopfhaut vorsichtig mit den Fingerkuppen vibrierend massiert (friktioniert) und sanft verschoben. Die Haare dürfen dabei nicht gerieben werden. Behandeln Sie den Kopf mehrere Minuten lang, mindestens 50-mal, mit dieser Friktions- und Schiebetechnik. Ungeduldige haben kaum Chancen auf Erfolg.
- Ziehen Sie regelmäßig (einige Male am Tag) an den Haaren. Dieser Griff ist besonders als Vorbeugung gegen Haarausfall geeignet. Fassen Sie jeweils ein Haarbüschel mit Daumen und Zeigefinger und ziehen Sie es schräg nach unten. Aber nur zart und kurz ziehen – nicht gleich ausreißen! Der Vorgang wird 20- bis 30-mal wiederholt.

Natürlich bietet auch die Akupressur einige sehr gute Möglichkeiten zur Vorbeugung gegen Haarausfall an. Die traditionelle chinesische Medizin geht davon aus, dass Haarprobleme mit dem Organkreis der Niere zusammenhängen. Der Nieren-Meridian spielt daher bei der Vorbeugung gegen Haarausfall und der Behandlung von sprödem, leicht fettendem Haar die Hauptrolle. Drücken Sie die folgenden Punkte jeweils 30 Sekunden lang:

N 1 ist einer unserer Hauptpunkte und liegt im vorderen Drittel der Fußsohle in einer Vertiefung.

N 3 befindet sich zwischen Innenknöchel und Achillessehne.

N 16 liegt einen Querfinger seitlich des Nabels.

Massieren Sie auch die ganze innere Seite des Unterschenkels in Längsrichtung vom Knöchel bis zum Knie:

Le 5 suchen Sie sechs Querfinger oberhalb des inneren Knöchels.

Um **MP 9** zu finden, ertasten Sie an der Innenseite des Kniegelenkes die obere Verbreiterung des Schienbeines. Darunter liegt der Punkt.

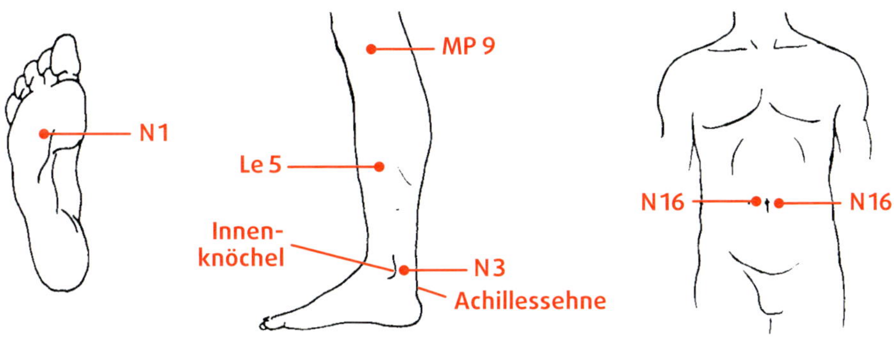

Ganz gut hilft auch eine **Entschlackungskur,** bei der Sie einige Wochen lang Süßigkeiten und fettreiche Speisen meiden sollten. Trinken Sie täglich zwei bis drei Schalen Brennnesseltee. Kopfhautjucken und Schuppenbildung werden gut darauf reagieren.

Vergessen Sie nicht, nach dem Waschen der Haare die Kopfhaut 30 Sekunden lang von der Stirn in Richtung Hinterkopf zu massieren.

Akne

Akne vulgaris ist eine Hauterkrankung, die meistens bei Jugendlichen während der Pubertät auftritt, aber mitunter auch noch im Erwachsenenalter sehr belasten kann. Schwere Formen müssen ärztlich behandelt werden, um bleibende Narben zu verhindern. Selbsthilfe mittels Akupressur zur Unterstützung ist jedoch sehr zu empfehlen.

Die Hauptpunkte sind Dü 18, LG 14 und M 36.

Dü 18 befindet sich am Vorderrand des Kaumuskels am Schnittpunkt einer Vertikalen durch den äußeren Augenwinkel mit dem Unterrand des Jochbeins.

LG 14 (»Spinne«) liegt unter dem siebenten Halswirbeldornfortsatz.

M 36 (»Drei Meilen des Fußes«) finden Sie eine Handbreit unter der Kniescheibe und einen Querfinger seitlich außen neben dem Schienbein.

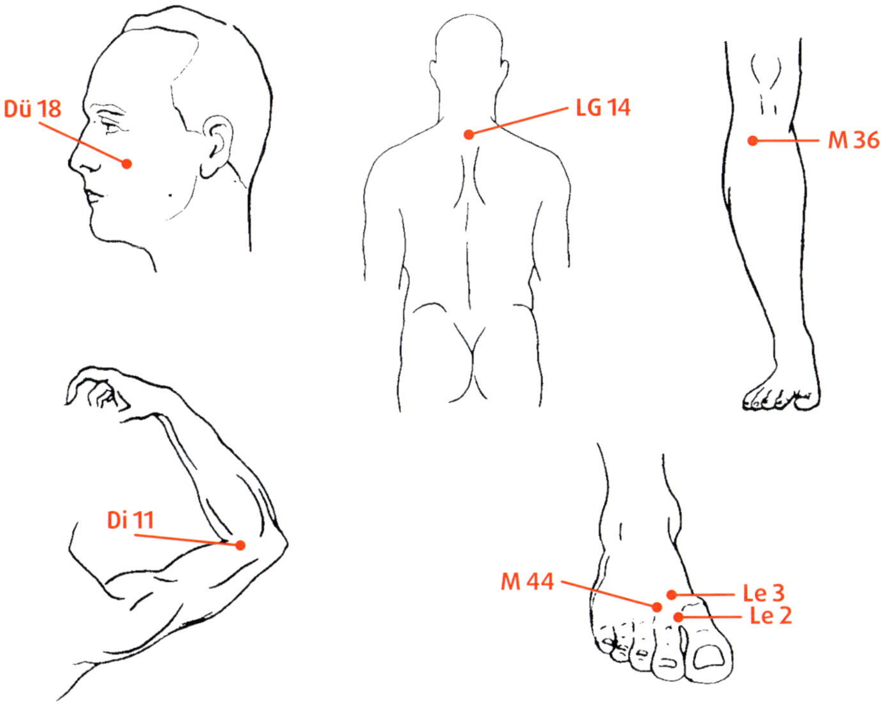

Da Hautstörungen oft mit **Verdauungsproblemen** verbunden sind, empfiehlt sich bei Symptomen wie Magenbeschwerden (siehe S. 131) und Verstopfung (siehe S. 136) auch Druck auf die Punkte Di 11, M 44, Le 3 und Le 2.

Di 11 liegt bei angewinkeltem Arm in der Ellbogenfalte am daumenseitigen Ende.

M 44 befindet sich einen Zentimeter oberhalb der Hautfalte zwischen der zweiten und der dritten Zehe.

Le 3 liegt in einer Vertiefung im Winkel zwischen Mittelfußknochen der ersten und der zweiten Zehe.

Le 2 finden Sie etwa einen halben Zentimeter hinter der „Schwimmhaut“ zwischen der ersten und der zweiten Zehe.

HNO-Region und Atemwege

Störung des Geruchssinnes

In der Nase wird die Luft grob gefiltert und vorgewärmt. Recht häufig sind nach Erkältungen die Riechnerven „beleidigt". Die Nasenschleimhaut schwillt an und wir atmen durch den Mund. Rachentrockenheit ist die Folge. Das beeinträchtigt unter anderem auch unser Riechvermögen. Der Geruchssinn lässt uns die Freude der Düfte wahrnehmen. Essen ohne zu riechen ist zum Beispiel nur ein halber Genuss. Eine sehr nützliche Maßnahme gegen die Störung des Geruchssinns nach einer Erkältung ist die **Nasendusche** mit speziellem Salzwasser aus der Apotheke.

Ergänzend können folgende Punkte je 30 Sekunden lang gedrückt werden:

Di 4 (»Meisterpunkt gegen viele Schmerzen«) finden Sie, wenn Sie Daumen und Zeigefinger fest gegeneinanderpressen. An der höchsten Stelle des Muskelwulstes, der sich daraufhin bildet, liegt der gesuchte Punkt. Drücken Sie ihn gegen den Mittelhandknochen in der Verlängerung des Zeigefingers. **Di 11** liegt bei leicht angewinkeltem Arm in der Ellbogenfalte am daumenseitigen Ende.

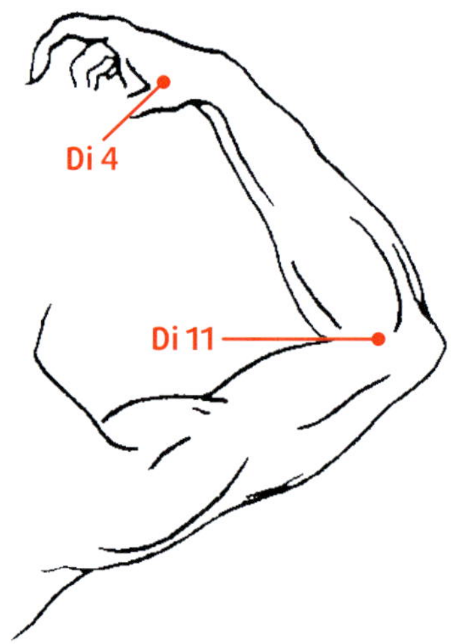

Gegen Störungen des Geruchssinns hilft auch der Druck mit den Daumen auf die inneren Enden der Augenbrauen. Dann noch fünf- bis sechsmal entlang des Nasenrückens bis zu den Nasenlöchern drücken. Abschließend mit dem Zeigefinger der einen Hand die Nasenspitze und mit Zeigefinger und Daumen der anderen Hand fest die Nasenflügel drücken.

Entzündungen des Nasenrachenraums

Bei Beschwerden wie Schluckstörungen, Halsweh, Heiserkeit, Schnupfen, Nebenhöhlenschmerzen etc. müssen die Ursachen ärztlich abgeklärt werden. Begleitende Selbsthilfe mit Akupressur kann jedoch durch 30 Sekunden langes Drücken folgender Punkte erfolgen:

KG 22 liegt knapp über der kleinen Mulde zwischen den Schlüsselbeinen, der Incisura jugularis.

Lu 1 befindet sich zwei Querfinger unterhalb des seitlichen Endes des Schlüsselbeines.

Lu 2 finden Sie an der Unterkante des Schlüsselbeines nahe dem Schultergelenk.

Di 11 liegt am daumenseitigen Ende der Ellbogenfalte.

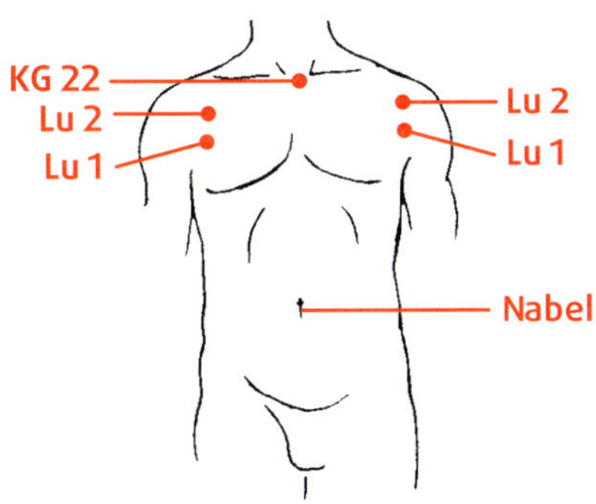

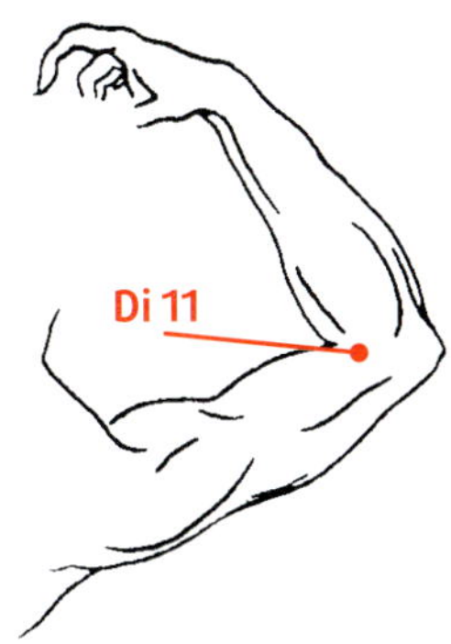

Übler Mundgeruch

Mögliche Ursachen für Mundgeruch sind neben mangelhafter Mundhygiene Zahnprobleme, Zahnfleischentzündungen oder Magenerkrankungen. Sogar bei Lungenkrankheiten kann übler Mundgeruch entstehen. Die Ursache sollte wie immer ärztlich abgeklärt werden!

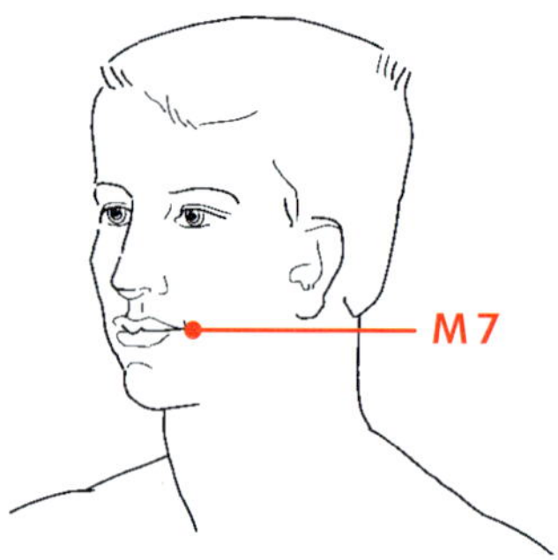

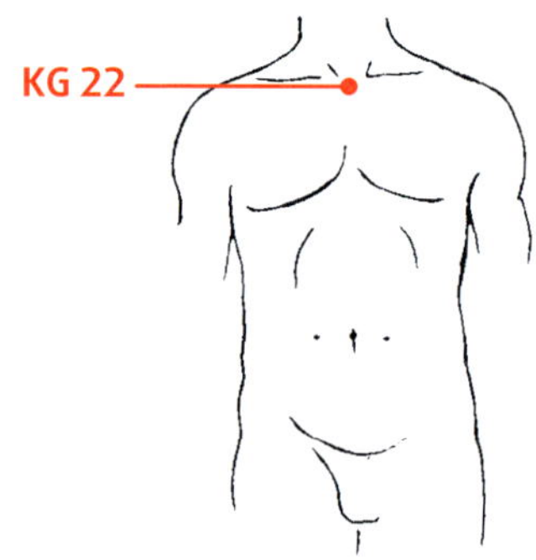

Falls keine behandlungswürdige Grundkrankheit vorliegt, kann man dem Übel mittels Fingerdruck auf die Punkte **M 7** (ein Querfinger seitlich des Mundwinkels) und **KG 22** (knapp über der kleinen Mulde zwischen den Schlüsselbeinen, der Incisura jugularis) begegnen.

Mundtrockenheit

Viele, meist ältere, mitunter aber auch jüngere Menschen leiden vor allem nachts an quälender Mundtrockenheit. In vielen Fällen ist dafür eine gestörte Nasenatmung verantwortlich. Eine HNO-Untersuchung ist deshalb sinnvoll. Stellt sich heraus, dass zum Beispiel die Nasenscheidewand stark verkrümmt ist, so kann ein operativer Eingriff

Abhilfe schaffen. Häufig ist auch die Schleimhaut altersbedingt ausgetrocknet. Bei Frauen sollte der Hormonhaushalt überprüft werden. Ratsam ist auch ein Besuch beim Zahnarzt, bei dem festgestellt werden kann, ob es Probleme mit den dritten Zähnen gibt. Hilfreich kann auch eine neurologische Abklärung sein. Mögliche Krankheiten, die zu abnormaler Mundtrockenheit führen, sind das Sjögren-Syndrom, Diabetes mellitus oder Störungen der Schilddrüse. Die Behandlung der jeweiligen Grundkrankheit beseitigt auch das lästige Symptom. Auch bestimmte Medikamente können Mundtrockenheit als Nebenwirkung haben.

Allgemein ist es nützlich, die **Luftfeuchtigkeit** im Schlafzimmer zu überprüfen bzw. zu erhöhen. Dies kann mithilfe eines elektrischen Luftbefeuchters oder auch einer Hydrokultur geschehen. Dazu hilft ausreichende Zufuhr von Flüssigkeit (normales Wasser genügt). Zu den allgemeinen Empfehlungen zur Selbsthilfe gehören – wie eigentlich immer – eine gesunde Ernährung mit viel frischem Obst und Gemüse, sorgfältige Mundpflege und regelmäßige körperliche Bewegung.

Darüber hinaus empfiehlt die TCM fünf Übungen:

- Aufrecht hinsetzen, ruhig atmen. Die Hände liegen auf den Oberschenkeln. Die Zunge stößt leicht an den Gaumen. Versuchen Sie nun, nur durch die Nase 50-mal ein- und auszuatmen.
- Beide Ohrmuscheln gleichzeitig je 18-mal auf und ab massieren.
- Zähneklappern: Mit Oberkiefer- und Unterkieferzähnen 36-mal leicht zubeißen bzw. klappern. Nicht zu heftig! Diese Übung dient auch der Kräftigung der Zähne und der Vermeidung von Zahnlockerungen.
- Zungengymnastik: Die Zunge kreist im Mund außerhalb an den Zahnreihen je 18-mal nach links und nach rechts. Schlucken Sie den dabei vermehrt produzierten Speichel nicht gleich hinunter!
- Mundspülen: Gurgeln Sie mit dem angesammelten Speichel 36-mal und schlucken Sie ihn dann in drei kleinen Portionen. Diese Übung dient der Prophylaxe gegen bitteren Mundgeschmack, trockene Zunge sowie Halsschmerzen und verbessert noch dazu die Verdauung.

Knödelgefühl im Hals

Das Knödelgefühl im Hals (Globusgefühl) ist, wenn durch medizinische Abklärung organische Störungen ausgeschlossen werden können, meistens seelisch bedingt. Eine Psychopharmaka-Therapie bzw. Psychotherapie kann helfen. Aber auch die chinesische Reflextherapie vollbringt hier oft kleine Wunder.

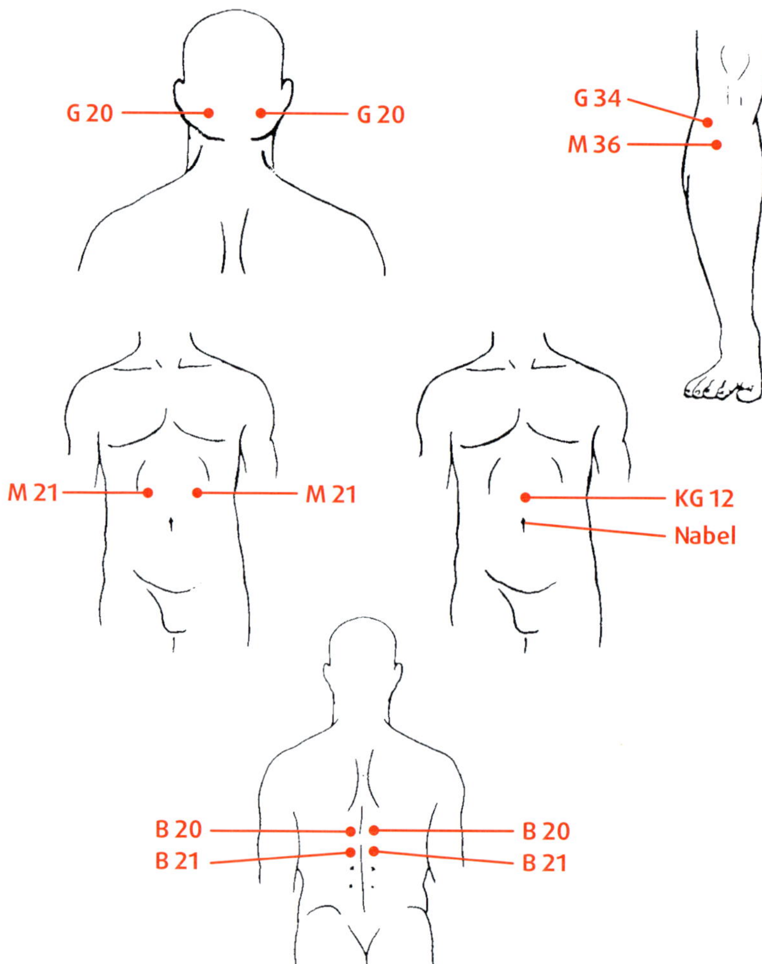

Konkret drückt man die Punkte KG 12, M 21, B 20, B 21, M 36, G 34 und G 20.

KG 12 liegt sechs Fingerbreit oberhalb des Nabels.

M 21 finden Sie, indem Sie die Strecke zwischen Nabel und unterem Brustbeinende halbieren, zwei Cun seitlich der vorderen Mittellinie.

B 20 finden Sie, wenn Sie den Dornfortsatz des elften, also des vorletzten, Brustwirbels erfühlen und vom unteren Rand zwei Querfinger seitlich suchen.

B 21 liegt an der gleichen Stelle wie B 20 beim Dornfortsatz des zwölften, also des letzten, Brustwirbels.

M 36 befindet sich eine Handbreit unter dem Unterrand der Kniescheibe und einen Fingerbreit außen neben dem Schienbein.

G 34 liegt unter dem Wadenbeinköpfchen, kann aber auch etwas davor oder dahinter liegen. Das Wadenbeinköpfchen ist auf der Unterschenkelaußenseite direkt unterhalb des Kniegelenkes zu finden.

G 20 liegt hinter dem Ohr, knapp innen neben dem Warzenbein.

Erkältung und Halsschmerzen

Erkältungskrankheiten haben nur insofern mit Kälte zu tun, als feuchtkaltes Wetter deren Entstehung begünstigen kann. Eigentliche Ursache ist jedoch eine Infektion mit bestimmten Viren. Bei klirrender Kälte treten deutlich weniger grippale Infekte auf als in der „Hauptsaison", der Übergangszeit zwischen Herbst und Winter bzw. Winter und Frühjahr.

Inmitten hustender, schnupfender und halswehgeplagter Mitmenschen ist es schwer, von den Viren unbehelligt zu bleiben. Da kann man nur auf eine **starke Körperabwehr** (siehe S. 93) hoffen. Diese lässt sich mit chinesischen Heilmethoden vorbeugend recht gut stärken. Der allgemeinen Kräftigung des Organismus dient darüber hinaus eine gesunde Ernährung, viel Bewegung in der frischen Luft, ein erfolgreicher Abbau von Stress und der Verzicht auf Genussgifte wie Tabak und Alkohol. Folgende weitere „westliche" Maßnahmen beugen ebenso Erkältungskrankheiten vor: Achten Sie auf ausreichende Luftfeuchtigkeit in den Räumen und halten Sie besonders in der feuchtkalten Jahreszeit Ihre Füße warm.

Kündigt sich eine Erkältung bereits an, etwa durch Kratzen im Hals, eine „rinnende" Nase oder Müdigkeit, dann beginnen Sie sofort mit der Behandlung sowohl durch übliche Maßnahmen, wie einem 20-minütigen heißen Fußbad, heißem Tee und einigen Tagen Erholung, als auch durch chinesischen Heilmethoden:

Nicht selten tritt als Einleitung einer Erkältung das sogenannte **„Globusgefühl"** im Hals auf, das sich anfühlt, als würde ein Knödel darin stecken (siehe S. 88). Massieren Sie in diesem Fall 20 Sekunden lang die Gegend am Hals zwischen den beiden Schlüsselbeinen. Diese Stelle bezeichnet man als „Incisura jugularis".

Zur Verstärkung werden die Punkte H 7, KS 6 und Di 4 herangezogen.

H 7 liegt auf der inneren Handgelenkquerfalte auf der Seite des kleinen Fingers. In die deutsche Sprache übersetzt bedeutet sein chinesischer Name »Tor zur Seele« bzw. »Tor der Götter«. Drückt man den Punkt H 7, so wird dadurch tatsächlich eine fühlbare Harmonisierung der Seele erreicht. Demnach eignet sich die Massage an dieser Stelle gut als Mittel gegen Schlafstörungen (siehe S. 39), Unruhe (siehe S. 39), Nervosität vor einer Prüfung oder einem Auftritt usw. Vermutet ein Akupunkturarzt bei einem Leiden auch eine seelische Beteiligung, wird er den Punkt H 7 bei der Behandlung unbedingt berücksichtigen.

KS 6 wird »Innere Grenze« genannt. Der Name kommt daher, dass hier wenige energetische Umschaltungen des Kreislaufes erfolgen können. Der Punkt liegt etwa drei Querfinger oberhalb der Handgelenkquerfalte genau in der Mitte der Arminnenseite. Ausgezeichnet bewährt sich die Massage dieses Punktes auch gegen Brechreiz, Übelkeit bei Seekrankheit (siehe S. 130), Schluckauf (siehe S. 129), Hustenreiz und Schlaflosigkeit (siehe S. 39). Der Punkt KS 6 ist dem Kreislauf-Sexualität-Meridian zugeordnet, hat aber eher mit dem Kreislauf zu tun als mit der Sexualität.

Di 4 finden Sie daumenseitig auf der Verlängerung des Zeigefingers. Ihn drücken Sie zum Beispiel gegen chronische Halsschmerzen (die aber unbedingt vorher vom Arzt abgeklärt werden müssen).

Im Zuge einer TCM-Behandlung gegen Erkältung empfehlen wir noch, die Punkte LG 14, Lu 7, G 21 und Di 11 mit Druck und/oder Wärme zu stimulieren (Moxazigarren).

LG 14 liegt genau auf dem Dornfortsatz des siebenten Halswirbels. Die Akupunkteure in China nennen ihn auch »Spinne«, weil von hier aus Beziehungen zu allen Yang-Meridianen hergestellt werden können. Diese Verbindungen aller Meridiane der Yang-Gruppe sehen grafisch wie eine Spinne im Netz aus.

Lu 9 finden Sie am daumenseitigen Ende der Handgelenkquerfalte innen.

G 21 liegt in der Mitte des Schulterrandes.

Di 11 befindet sich in der Ellbogenfalte am daumenseitigen Ende.

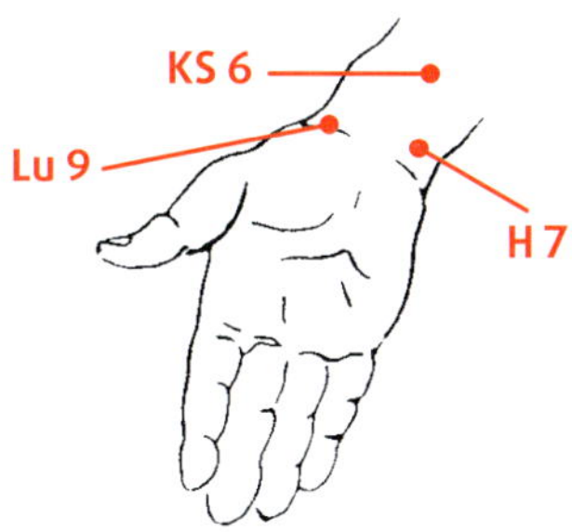

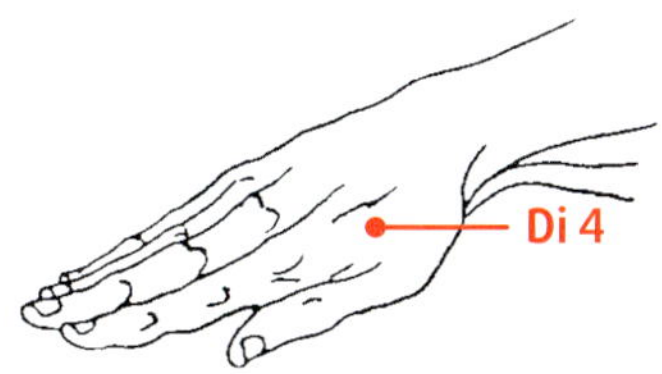

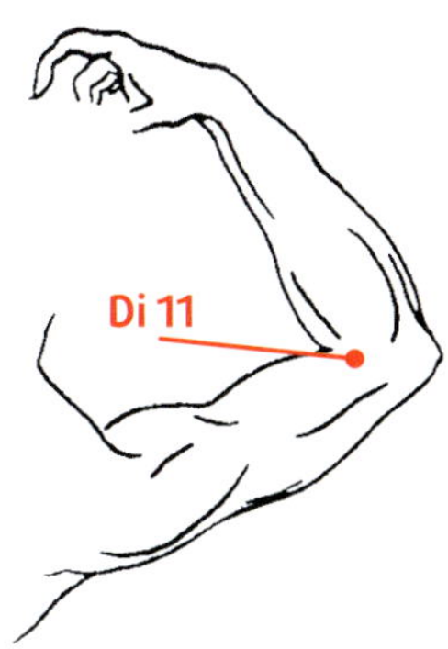

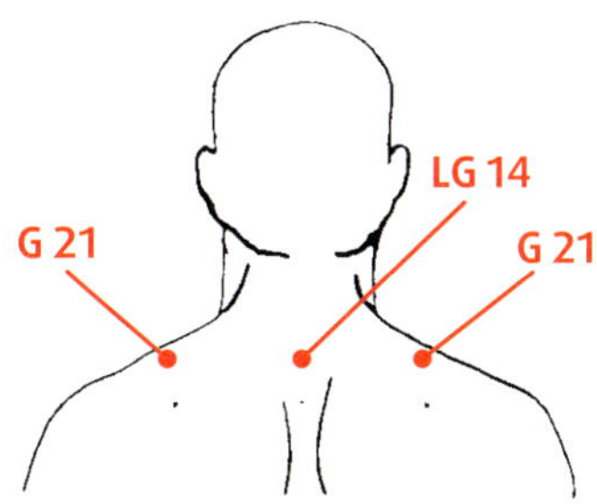

Die Ursache von Halsschmerzen muss natürlich vor der Selbstbehandlung abgeklärt werden! Angina etwa kann eine sehr schwere Erkrankung sein, die oft zu irreparablen Herzschäden, Nierenstörungen und rheumatischen Beschwerden führt!

Auf der Hand befindet sich ein Punkt gegen **Halsschmerzen**. Sie finden den Punkt **Lu 11**, indem Sie am Daumen horizontal entlang des Nagelbettes eine Linie ziehen und dann eine zweite entlang des Nagels an der dem Zeigefinger zugekehrten Seite. Im Schnittpunkt beider Linien liegt der gesuchte Punkt, der mit dem Fingernagel oder einem Zahnstocher eine halbe Minute lang fest gedrückt wird. Bei einseitigem Halsschmerz behandeln Sie nur den auf der betroffenen Seite gelegenen Punkt, ansonsten beide Punkte.

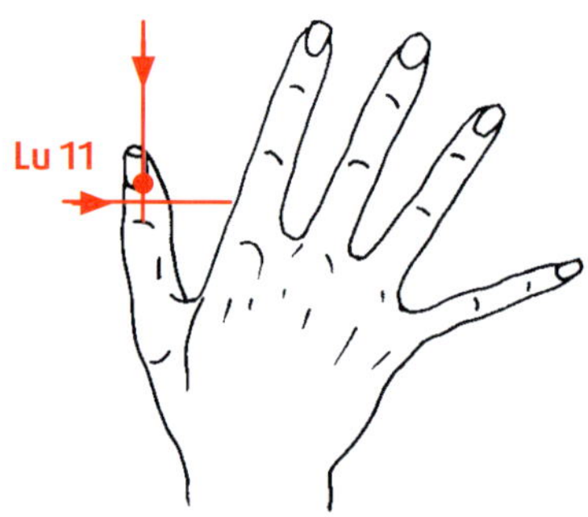

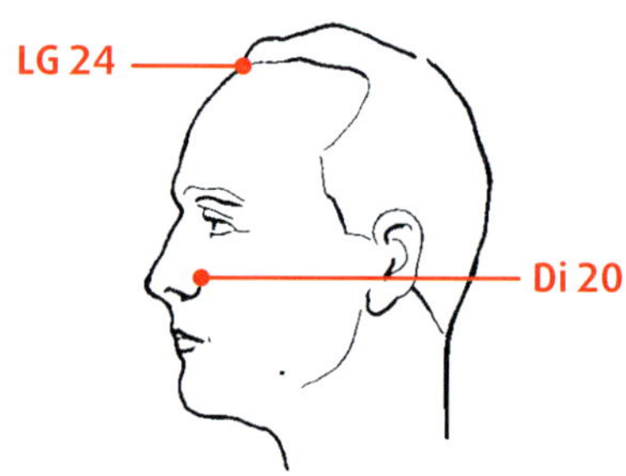

Schnupfen aufgrund einer Erkältung, aber auch Heuschnupfen, kann wie folgt gelindert werden: Massieren Sie für eine halbe Minute kräftig den Punkt **LG 24** (»Göttlicher Hof«), der auf der Mittellinie der Stirn, etwas hinter dem Haaransatz liegt. Wenn Sie der Verlängerung des Nasenrückens folgen, halten Sie genau die Mittellinie ein. Haben Sie eine verstopfte Nase, so drücken Sie ebenfalls mindestens eine halbe Minute lang die zwei Punkte **Di 20** (»Duftempfänger«), die in der Ecke jedes Nasenflügels genau über den Mundwinkeln liegen.

Stärkung der Körperabwehr

Vor allem in der Grippezeit, aber durchaus auch das ganze Jahr über, bewährt sich ein Stärkungsprogramm für die Immunabwehr. Erkältungskrankheiten lassen sich damit entweder verhindern oder zumindest entscheidend abschwächen. Die Übungen sollten zur Vorbeugung zwei- bis dreimal wöchentlich durchgeführt werden:

- Drücken Sie die Punkte Di 4 und Di 20 je eine Minute lang.
  Um **Di 4** (»Meisterpunkt gegen viele Schmerzen«) zu finden, pressen Sie Daumen und Zeigefinger fest gegeneinander. An der höchsten Stelle des Muskelwulstes, der sich daraufhin bildet, liegt der gesuchte Punkt. Drücken Sie ihn gegen den Mittelhandknochen in der Verlängerung des Zeigefingers.
  Di 20 (»Duftempfänger«) liegt seitlich des Nasenflügels.
- Reiben Sie die Nase 30-mal vom inneren Augenwinkel nach unten.
- Die Wangen und beide Ohren sollten eine Minute lang massiert, geknetet und nach oben gezogen werden.
- Ist man bereits verkühlt und plagt einen Kopfweh, sollte der Punkt **LG 20** (liegt auf der Mittellinie des Scheitels auf der höchsten Stelle) gedrückt werden. Zusätzlich wird die Kopfhaut mehrmals verschoben und leicht geklopft.

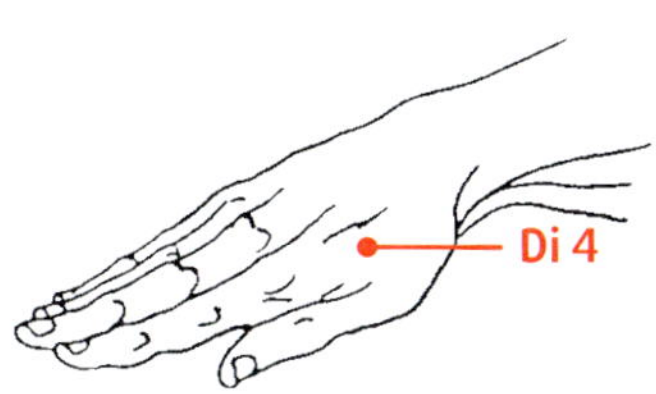

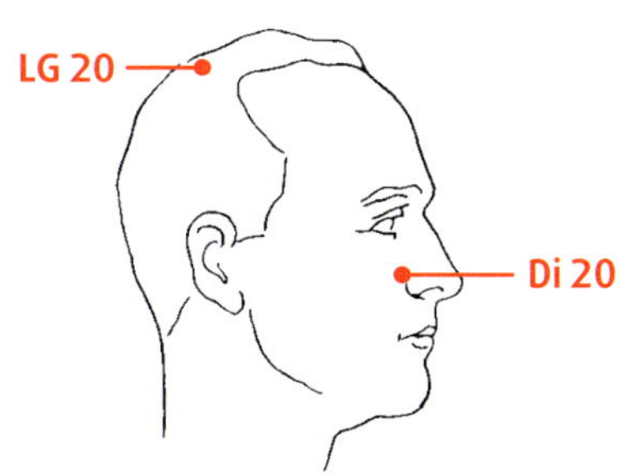

Mit diesem Programm lässt sich übrigens auch eine chronische Nebenhöhlenentzündung (Sinusitis) günstig beeinflussen.

Vorbeugung gegen Erkrankungen des Atmungssystems

Die chinesische Medizin verbindet die Funktion der Lunge mit der Jahreszeit Herbst. Charakteristisch ist die trockene Luft, die die Lunge schwächt und Erkrankungen dieses Organs fördert. Schon vorbeugend sollten daher im **frühen Herbst** folgende Punkte täglich je zwei Minuten lang massiert werden:

Lu 10 befindet sich in der Mitte des Daumenballens an der Grenze von weißer zu roter Haut.

Di 11 liegt bei angewinkeltem Arm in der Ellbogenfalte am daumenseitigen Ende.

Di 20 (»Duftempfänger«) finden Sie seitlich des Nasenflügels.

Im **Spätherbst** kommt noch der Punkt **Di 4** (»Meisterpunkt gegen viele Schmerzen«) hinzu. Sie finden ihn, wenn Sie Daumen und Zeigefinger fest gegeneinanderpressen. An der höchsten Stelle des Muskelwulstes, der sich daraufhin bildet, liegt der gesuchte Punkt. Drücken Sie ihn gegen den Mittelhandknochen in der Verlängerung des Zeigefingers. Massieren Sie im Spätherbst **Di 20** am besten täglich in der Früh sogar je drei Minuten lang.

Ein interessantes Phänomen ist, dass zwischen 3 und 5 Uhr morgens im Lungen-Meridian die höchste Aktivität herrscht. Daher treten Asthma und Husten (bei Kindern besonders allergischer Husten) um diese Zeit auf. Wer dazu neigt, um diese Zeit häufig aufzuwachen, leidet laut TCM an einem **Schwächezustand der Lunge**. Da lohnt es sich, regelmäßig den Punkt **Lu 9** in der queren Handgelenksfurche über der Arteria radialis (Speichenarterie, eine meistens deutlich tastbare, weil pulsierende Ader) zart zu massieren. Patienten, die an **chronischen Krankheiten mit Lungenbeteiligung** leiden (etwa Bronchitis, COPD), drücken vorbeugend täglich je 36-mal kräftig den Punkt **Lu 5** (Ellbogenfalte innen).

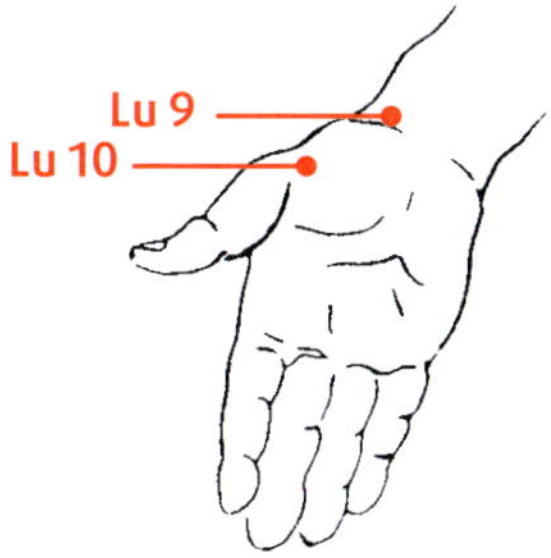
Lu 9
Lu 10

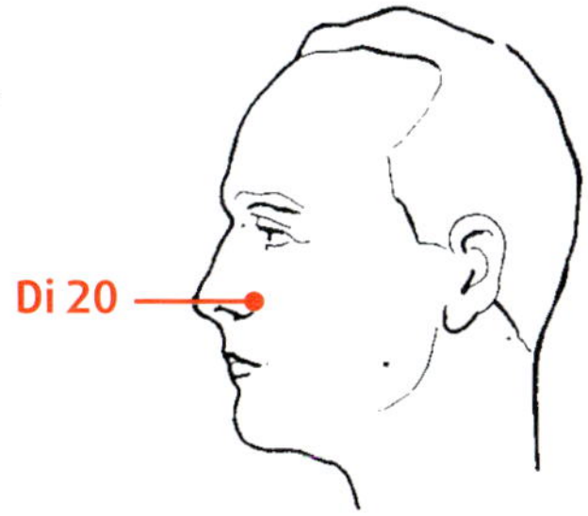
Di 20

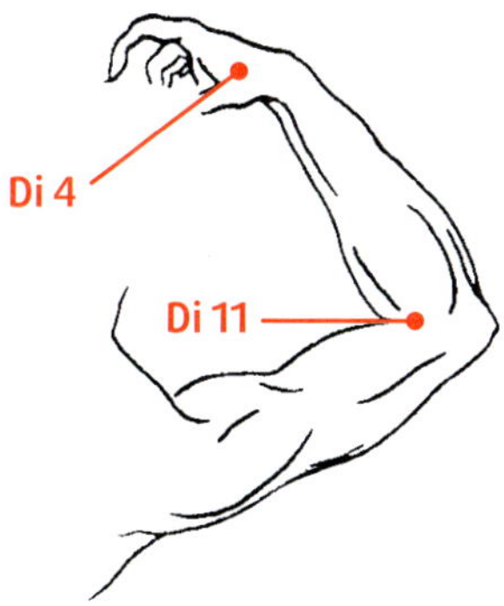
Di 4
Di 11

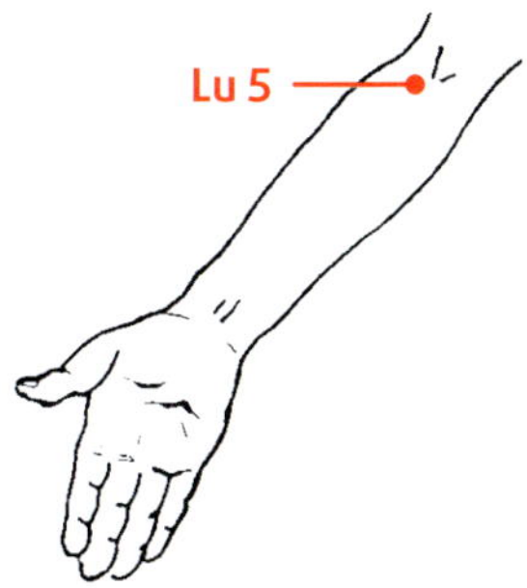
Lu 5

Bewegungsapparat

Halbseitenlähmung nach Schlaganfall

In Österreich ist der Schlaganfall die dritthäufigste Todesursache und der häufigste Grund für eine bleibende Behinderung. Besonders gefährdet sind ältere Menschen, aber auch Personen unter 40 können betroffen sein! Für einen Hirnschlag gibt es meistens klare Risikofaktoren wie Rauchen, Übergewicht, Störungen des Fettstoffwechsels oder Alkoholmissbrauch.

Ist die Katastrophe passiert, beginnt die Phase der **Rehabilitation** noch im Spital und wird dann nach der Entlassung weitergeführt. Folgeerscheinungen wie halbseitige Lähmung, Sprachstörungen usw. lassen sich in vielen Fällen deutlich bessern, mitunter sogar ganz beseitigen.

Die TCM (speziell Akupunktur, Tuina und Akupressur) kann hier gut unterstützen. Die Maßnahmen beginnen etwa drei Monate nach dem Ereignis und werden parallel zu allen anderen Therapien (Physiotherapie, logopädische Betreuung etc.) durchgeführt. Die nachstehend beschriebenen Zonen werden zwei- bis dreimal wöchentlich abwechselnd behandelt. Nach etwa 20 Einheiten soll eine Pause von drei bis sechs Monaten eingehalten werden. Pro Sitzung (jeweils etwa 20 Minuten) sind links und rechts je zehn Punkte zu behandeln. Akupunktur kann freilich nur von geschulten Ärzten durchgeführt werden. Angehörige können aber nach Rücksprache mit dem Arzt Akupressur anwenden. Oft beobachten wir dadurch eine Verbesserung der Schmerzen und der Durchblutung in den gelähmten Gelenken. Die Patienten erlangen rascher mehr Selbstständigkeit. Sie fühlen sich zudem wohler und haben eine bessere Lebensqualität.

Die nachfolgend angegebenen Punkte sind für ärztliche Akupunktur, Akupressur von Physiotherapeuten und zur Selbstanwendung gleichermaßen geeignet.

Zone für die Mobilisierung der **Arme und Beine**:

LG 20 liegt auf der Mittellinie des Scheitels auf der höchsten Stelle.

G 20 (»Teich des Windes«) befindet sich hinter dem Ohr, knapp innen neben dem Warzenbein.

G 31 liegt seitlich am Oberschenkel. Wenn man aufrecht steht und die Hand an die laterale Seite des Oberschenkels legt, findet man den Punkt dort, wo die Mittelfingerkuppe den Schenkel berührt.

G 34 befindet sich vor und unter dem Fibulaköpfchen, das Sie an der Unterschenkelaußenseite direkt unterhalb des Kniegelenks fühlen können.

M 36 (»Drei Meilen des Fußes«) liegt eine Handbreit unter der Kniescheibe und einen Querfinger seitlich außen neben dem Schienbein.

MP 6 liegt eine Handbreit über dem inneren Knöchel, am Hinterrand der Schienbeinkante.

G 21 befindet sich in der Mitte des Schulterrandes.

Di 15 (»Schulterknochen«) liegt seitlich am Schulterende.

Bei angewinkeltem Arm finden Sie **Di 11** in der Ellbogenfalte am daumenseitigen Ende.

KS 6 (»Innere Schranke«) liegt zwei Querfinger oberhalb der inneren Handgelenkquerfalte in der Mitte zwischen Elle und Speiche.

Um **Di 4** (»Meisterpunkt gegen viele Schmerzen«) zu finden, pressen Sie Daumen und Zeigefinger fest gegeneinander. An der höchsten Stelle des Muskelwulstes, der sich daraufhin bildet, liegt der gesuchte Punkt.

Zone zur Verbesserung der **Verdauungsfunktion**:

Um **B 20** zu finden, suchen Sie den Dornfortsatz des elften, also vorletzten, Brustwirbels und gehen Sie vom unteren Rand zwei Querfinger seitlich.

B 21 liegt zwei Querfinger seitlich des unteren Randes des Dornfortsatzes des zwölften, also letzten, Brustwirbels.

Sie finden **KG 12** (»Mittlerer Kanal«) genau auf der vorderen Mittellinie auf halbem Weg zwischen unterem Brustbeinrand und Nabel.

KG 6 (»Meer der Energie«) liegt einen Daumenbreit unter dem Nabel.

M 36 (»Drei Meilen des Fußes«) befindet sich eine Handbreit unter der Kniescheibe und einen Querfinger seitlich außen neben dem Schienbein.

Zone zur Verbesserung der Funktionen des **vegetativen (unbewussten) Nervensystems**:

B 13 befindet sich zwei Querfinger lateral vom unteren Rand des dritten Brustwirbeldornfortsatzes.

B 36 liegt vier Querfinger lateral des unteren Randes des zweiten Brustwirbeldornfortsatzes.

B 18, B 19, B 20 und B 21 finden Sie je zwei Querfinger lateral des unteren Randes des neunten, zehnten, elften bzw. zwölften Brustwirbeldornfortsatzes.

B 22, B 23, B 24, B 25 und B 26 liegen zwei Querfinger lateral vom unteren Rand des ersten, zweiten, dritten, vierten bzw. fünften Lendenwirbeldornfortsatzes.

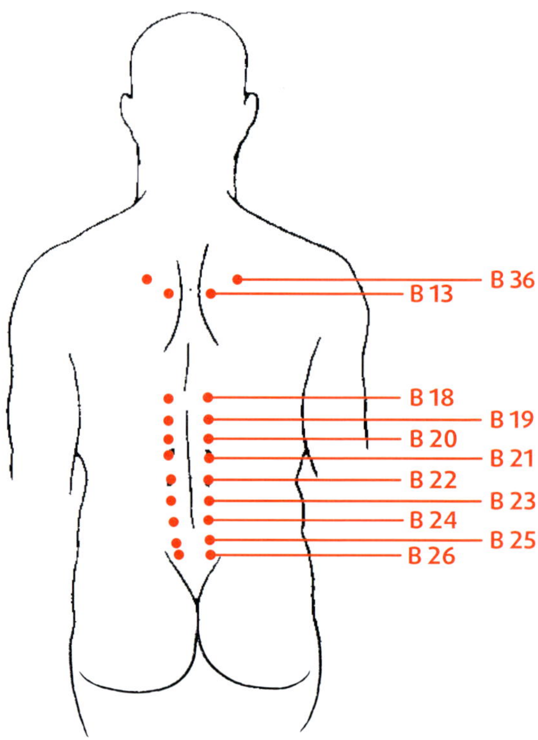

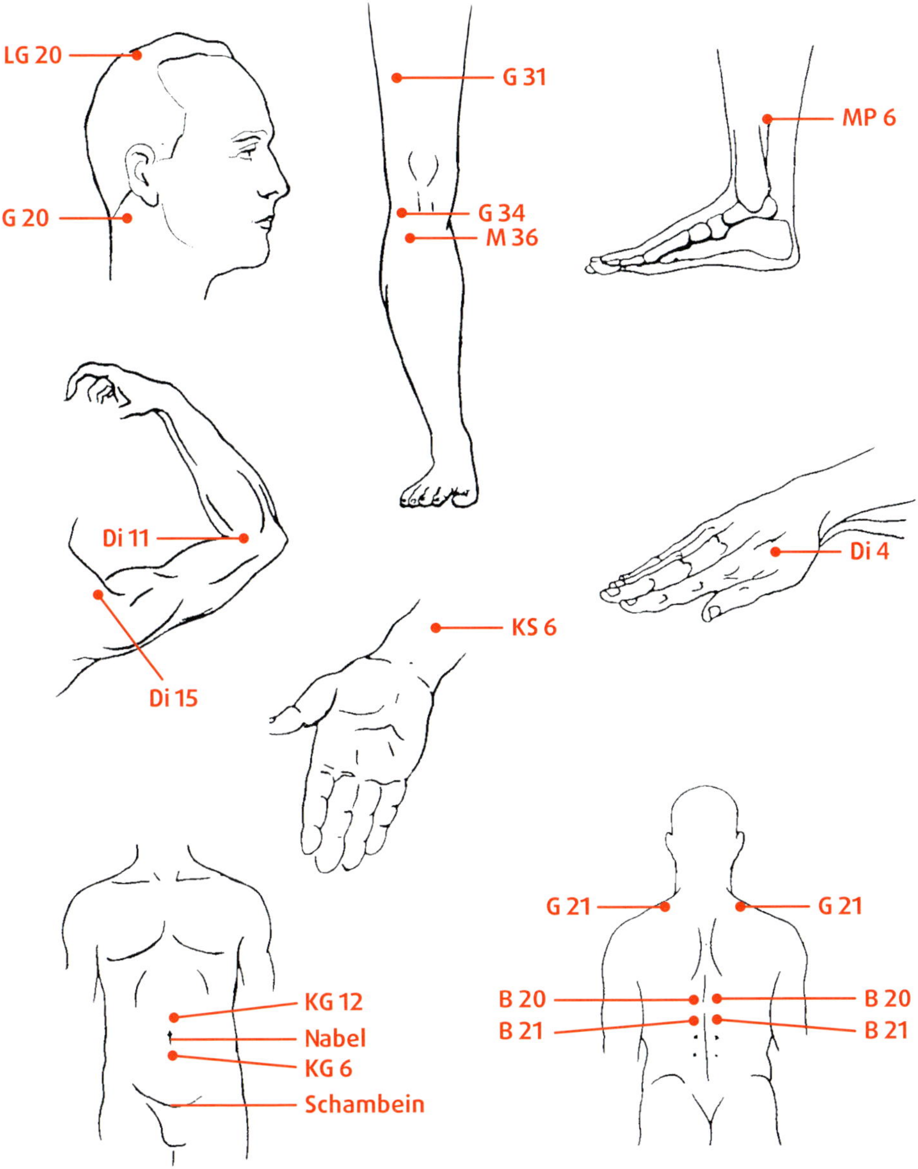
LG 20
G 20
G 31
G 34
M 36
MP 6
Di 11
Di 15
Di 4
KS 6
KG 12
Nabel
KG 6
Schambein
G 21
G 21
B 20
B 20
B 21
B 21

Schulter-Arm-Syndrom

Akut kann das sogenannte Schulter-Arm-Syndrom zum Beispiel nach Verletzungen, aber auch durch Zugluft (Autofahren!) auftreten. Der Arm kann dann kaum mehr gehoben werden, weil die Schmerzen zu stark sind. Ist das Syndrom bereits chronisch, können auch psychische Überlastung sowie Erkrankungen von Herz, Lunge, Magen, Darm und Leber eine Rolle spielen.

Akupressur ist ein sehr erfolgreiches Mittel als begleitende Selbstbehandlung neben heilgymnastischen Übungen und natürlich medizinischen Maßnahmen wie Infiltrationen und Physiotherapie. Bei der **„Frozen Shoulder"**, die meistens durch Kälte und Zugluft entsteht, sind heilgymnastische Übungen unverzichtbar, um ein „Versulzen" des Gelenkes zu verhindern. Der Heilungsprozess kann sonst länger als ein Jahr dauern.

Die Akupressur kann aber in jedem Fall dazu beitragen, Schmerzmedikamente zu reduzieren:

- Massieren Sie die Punkte G 21, B 38 und B 64 kräftig. **G 21** liegt in der Mitte des Schulterrandes. **B 38** befindet sich vier Querfinger lateral des unteren Randes des vierten Brustwirbeldornfortsatzes. **B 64** liegt am lateralen Fußrand, ventral der Basis des Metatarsale V. Die Punkte helfen übrigens auch bei Kopfweh (siehe S. 64), Nacken-, Rücken- und Knieschmerzen (siehe S. 107).
- Zuerst den Punkt des ärgsten Schmerzes finden und 30 Sekunden lang drücken. Dann **G 20** (»Teich des Windes«, hinter dem Ohr, knapp innen neben dem Warzenbein), **G 21** und den **Nackenpunkt** (auf dem Handrücken, oberhalb und zwischen dem zweiten und dem dritten Mittelfingerköpfchen) drücken.
- Massieren Sie die Punkte **Dü 14** (Mitte des Schulterblatts) und **Di 4** (»Meisterpunkt gegen viele Schmerzen«. Sie finden den Punkt, wenn Sie Daumen und Zeigefinger fest gegeneinanderpressen an der höchsten Stelle des Muskelwulstes, der sich daraufhin bildet. Drücken Sie ihn gegen den Mittelhandknochen in der Verlängerung des Zeigefingers).

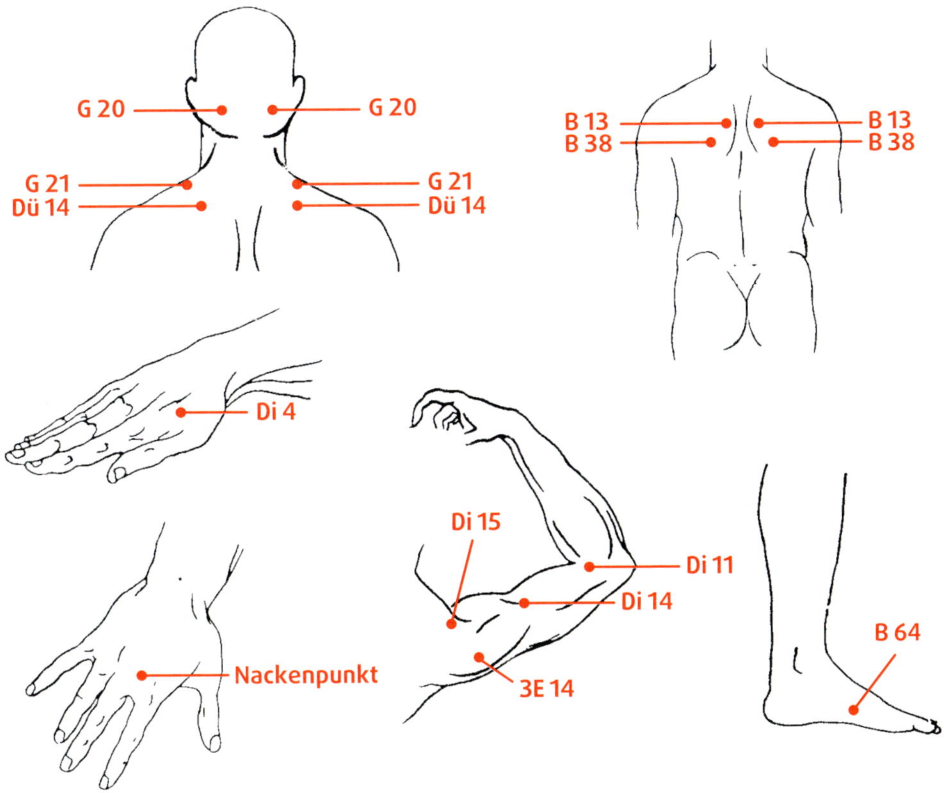

Ganz allgemein gegen **Schulterschmerzen** hilft der Druck auf die Schulterpunkte Di 14, Di 15, 3E 14 und Di 11.

Di 14 (»Armmuskel«) liegt an der Außenseite des Oberarmes am Rande des Deltamuskels.

Di 15 (»Schulterknochen«) befindet sich seitlich am Schulterende im vorderen Grübchen.

3E 14 finden Sie unter dem Acromion im hinteren Grübchen.

Di 11 liegt bei angewinkeltem Arm in der Ellbogenfalte am daumenseitigen Ende.

Rheumatische Beschwerden

Rheumatismus ist ein Volksleiden, das Menschen in jedem Alter treffen kann. Weltweit sind rund 20 % der Bevölkerung betroffen. Unter dem Begriff „Rheuma“ werden rund 400 verschiedene Krankheitsbilder zusammengefasst. Arthritis (Gelenkentzündung), schwere Veränderungen an der Wirbelsäule (Morbus Bechterew), chronische Muskel- und Sehnenschmerzen, rheumatisches Fieber, Gicht und wahrscheinlich auch Erkrankungen des straffen Bindegewebes (Lupus erythematodes, Sklerodermie) gehören zur großen „Familie“ der rheumatischen Leiden, deren Ursache noch immer nicht klar feststeht. Rheuma gilt als sogenannte Autoimmunerkrankung, bei der sich die Immunabwehr gegen das eigene Gewebe richtet. „Rheuma“ leitet sich vom griechischen Wort „Fluss“ ab. Die Schmerzen bleiben meistens nicht an Ort und Stelle, sondern wandern in andere Körperregionen ab, um eventuell an den ursprünglichen Ort zurückzukehren.

Symptomatisch reagieren einige Rheumaleiden sehr gut auf gezielte Entschlackung: Basische Ernährung (wenig Zucker, Fleisch und Alkohol, dafür viel Obst, Gemüse und Rohkost) bessert die Beschwerden oft fühlbar. Im Akutfall einer Entzündung (Arthritis) hilft zunächst Kälte. Bei chronischen Beschwerden (Arthrose) ist hingegen Wärme günstig. Durch Wärmeanwendungen wird die gestörte Durchblutung gefördert, was lindernden bzw. heilenden Effekt hat.

Schrot-Packungen können unterstützend zu anderen Maßnahmen gegen Muskel- und Gelenkbeschwerden angewendet werden. Weizenschrot in einem Gemisch aus Wasser und Essig im Verhältnis 1:1 weich kochen. Den heißen Brei einen halben Zentimeter dick auf einen Leinenfleck streichen und das Tuch auf die schmerzende Stelle geben. Ein weiteres Tuch darüberlegen und zwei Stunden einwirken lassen.

Ein häufiges Krankheitsbild ist die **„steife Schulter“** (siehe S. 102). Meist sind 40- bis 50-Jährige davon betroffen sowie die Vertreter bestimmter Berufsgruppen (etwa Taxifahrer durch die ständige Zugluft beim Autofahren). Oft sind die Schmerzen so schlimm, dass der Patient auf der betroffenen Seite gar nicht mehr liegen kann und unter Schlafstörungen leidet. Auch der Bewegungsumfang ist häufig stark eingeschränkt.

Zur Behandlung, die ziemlich langwierig sein kann, gehören neben gezielter Gymnastik und Physiotherapie (Wasseranwendungen, Strombehandlung, Bestrahlung usw.) auch Akupunktur und als Zwischenlösung für daheim Akupressur.

Zuerst erwärmen Sie die schmerzende Schulter, indem Sie einen Waschlappen in warmes Wasser tauchen, die Haut sanft abreiben und die Schulterregion durch zartes Streichen weiter aufwärmen.

Nun die Punkte Di14, Di15, G20, Lu1, Di11 und Di10 jeweils 30 Sekunden lang fest drücken.

Di 14 (»Armmuskel«) liegt an der Außenseite des Oberarmes am Rande des Deltamuskels.

Di 15 wird »Schulterknochen« genannt und liegt seitlich am Schulterende.

G 20 heißt »Teich des Windes«: Scheint die Bezeichnung „Wind" in der chinesischen Medizin auf, so ist immer an rheumatische Beschwerden zu denken oder an Schmerzzustände, die bei Wetterveränderungen wie Kälte, Wind und Feuchtigkeit eintreten oder schlimmer werden. G20 ist leicht zu finden: Ertasten Sie am Hinterkopf in der Nähe des Ohrläppchens einen Knochenvorsprung, der Warzenfortsatz (Processus mastoideus) heißt. Von hier aus gleitet der Finger etwas in Richtung Mitte und ertastet eine kleine Vertiefung. Diesen Punkt auf beiden Seiten mit beiden Daumen gleichzeitig etwa eine Minute lang fest drücken (dies kann schmerzhaft sein). G20 wird auch gegen Kopfschmerzen (siehe S. 64), Ohrensausen und Schlafstörungen (siehe S. 39) benützt.

Lu 1 liegt zwei Querfinger unterhalb des seitlichen Schlüsselbeinendes. Üben Sie 30 Sekunden lang starken Druck in Richtung des Oberarmknochens aus.

Di 11 finden Sie in der Ellbogenfalte am daumenseitigen Ende.

Di 10 liegt zwei Querfinger unter Di11.

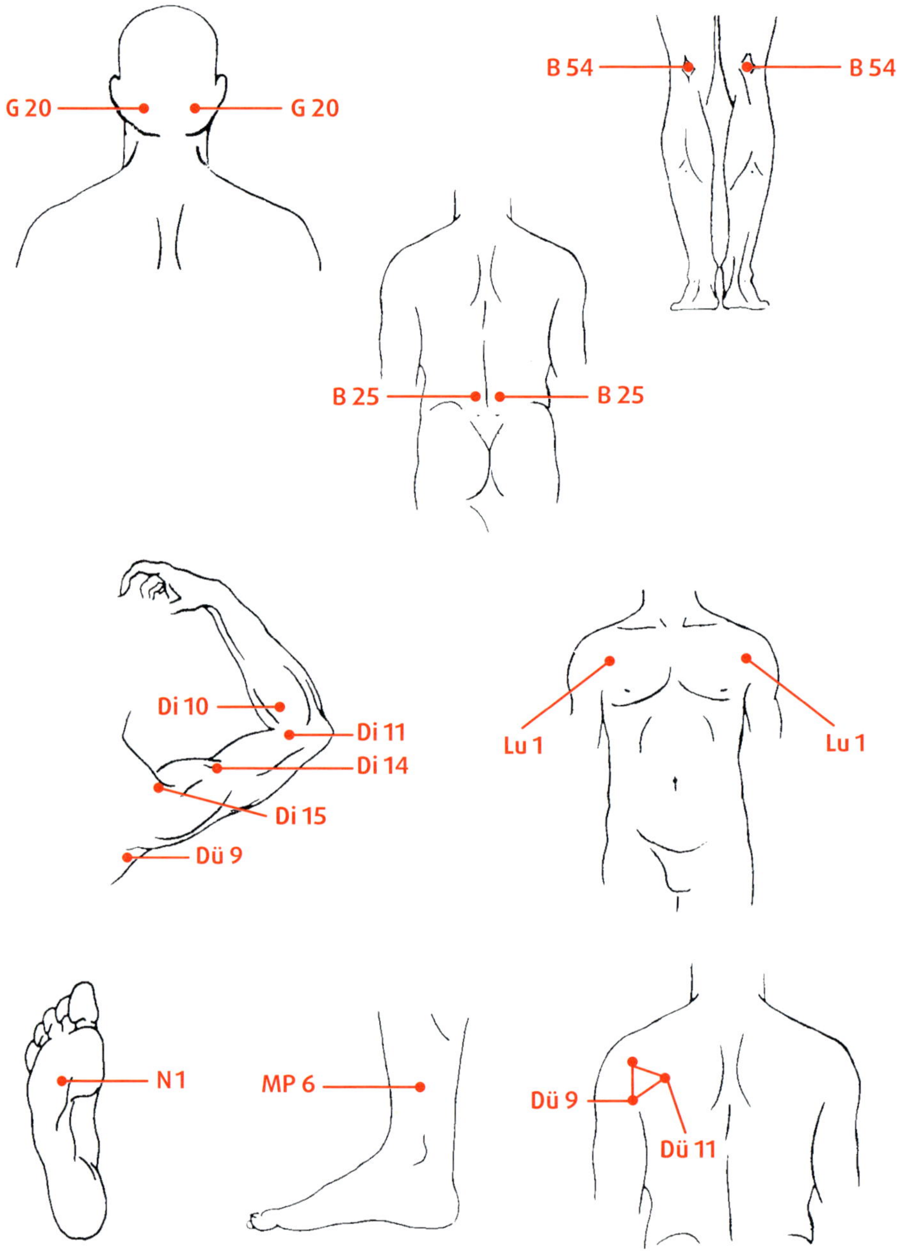
G 20
G 20
B 54
B 54
B 25
B 25
Di 10
Di 11
Di 14
Di 15
Dü 9
Lu 1
Lu 1
N 1
MP 6
Dü 9
Dü 11

Zum Heilungsprogramm gehört auch aktive Bewegung wie vorsichtiges, lockeres Schulterkreisen, Armkreisen oder Ausschütteln der gestreckten Arme bei rechtwinkelig gebeugtem Oberkörper.

Vorher empfiehlt sich noch eine Fußreflexzonenmassage: Drücken Sie die Punkte **N 1** (am vorderen Drittel der Fußsohle in einer Vertiefung) und **MP 6** (eine Handbreit oberhalb der Spitze des Innenknöchels am Hinterrand des Schienbeines) je 30 Sekunden lang und bewegen Sie erst dann die Schultern in der angegebenen Weise. Sehr günstig wirkt sich zudem die **lokale Erwärmung** der Punkte **Dü 9** (bei herabhängendem Arm zwei Querfinger über dem oberen Ende der hinteren Achselfalte), **Dü 11** (genau in der Mitte des Schulterblattes) sowie der schon erwähnten Punkte **Di 10** und **Di 11** aus.

Massieren Sie schon vorbeugend die Schulter mit der jeweils gegenüberliegenden Handfläche etwa hundertmal mit kreisenden Bewegungen.

Bei **Knieschmerzen** sollte ein Arzt untersuchen, ob Abnützungen (Arthrosen) oder Bänderverletzungen (Seitenbänder, Kreuzband) bzw. eine Schädigung des Meniskus vorliegen. Können diese Ursachen ausgeschlossen werden, hilft wieder in erster Linie Wärme. Simple Umschläge mit einem in warmes Wasser getauchten Tuch können schon eine deutliche Erleichterung bringen. Jeden Morgen sollten Sie sich außerdem bequem im „Türkensitz" hinsetzen und dann mit beiden Handflächen gleichzeitig hundertmal die Knie mit kreisenden Bewegungen massieren.

Mit Akupressur behandeln Sie bei Knieschmerzen den Punkt **B 25**, den Sie zwei Querfinger seitlich des vierten Lendenwirbeldornfortsatzes, also auf dem Rücken in Höhe des oberen Beckenrandes finden. Drücken Sie den Punkt 30 Sekunden lang, oder ersuchen Sie einen Partner darum. Die Behandlung dieses Punktes hilft auch gegen Darmstörungen wie Verstopfung und Durchfall (siehe S. 136) sowie gegen abnützungsbedingte Kreuzschmerzen (siehe S. 108).

Ein weiterer Punkt, der ebenfalls gegen Knieschmerzen hilft und dem Blasen-Meridian angehört, ist **B 54**. Er liegt in der Mitte der Querfalte der Kniekehle. Auch Stoffwechselstörungen können damit beeinflusst werden.

Auf dem Sektor der Fußreflexzonenmassage gibt es eine Stelle, die dem Kniegelenk zugeordnet ist. Sie liegt genau unterhalb des äußeren Knöchels an der Fußkante. Massieren Sie hier kräftig einige Minuten lang mit dem Daumen, wobei Sie auf eine wellenförmige Bewegung achten sollten. Das heißt, dass der Daumen nie rechtwinkelig abgebogen werden darf, sondern immer schräg gehalten werden muss. Biegen Sie den Daumen zu stark ab, stört der Daumennagel den flüssigen Bewegungsablauf der Massage.

Apropos Bewegung: Natürlich muss auch das Kniegelenk regelmäßig bewegt werden. Rad fahren, aber auch lockeres Laufen auf weichem Waldboden (für Stadtmenschen leider schwer zu organisieren) eignen sich sehr gut. Abbiegeübungen in warmem Wasser fördern nicht nur die Durchblutung, sie kräftigen auch auf schonende Weise die Muskulatur, die das Gelenk unterstützen soll. Eine ganz einfache Übung für daheim oder fürs Büro ist folgende: Setzen Sie sich auf einen Tisch und pendeln Sie nur einige Minuten lang locker mit den Unterschenkeln hin und her.

Schmerzen im Bereich der Wirbelsäule haben auch oft mit Rheumatismus zu tun. Wir widmen diesem Thema aber mit dem nächsten Kapitel einen eigenen Abschnitt.

Kreuzschmerzen

Die Wirbelsäule hält den menschlichen Körper aufrecht. Sie besteht aus knöchernen Wirbeln und dazwischenliegenden Knorpelringen (Bandscheiben), die eine Pufferfunktion erfüllen. Die sieben Halswirbel, zwölf Brustwirbel und fünf Lendenwirbel sind beweglich. Im Bereich des Kreuz- und Steißbeins sind die Wirbel allerdings miteinander verschmolzen. Das Rückgrat verfügt über mehrere Krümmungen. Festigkeit erhält dieser komplizierte Apparat durch starke Bänder und Muskeln. Letztere wirken wie ein natürliches Korsett, das deshalb notwendig ist, weil vor allem auf dem unteren Teil der Wirbelsäule das gesamte Gewicht des Rumpfes lastet. Lendenwirbelsäule und Kreuzbein sind die statisch und mechanisch am meisten beanspruchten Teile des Rückgrats. An dieser Stelle wirken sich Drehbewegungen am stärksten aus. Kein Wunder, dass Schäden und damit Schmerzen besonders häufig im Bereich des Überganges von der Brust- zur Lendenwirbelsäule auftreten. Diese haben eine ganze Reihe von möglichen Ursachen. Rheumatische Schmerzen stehen allerdings an erster Stelle. Eine schlechte Haltung und einseitige Belastungen lösen ebenfalls Schmerzen aus, oder verschlimmern bereits bestehende Beschwerden. Überbeanspruchung durch einseitigen Sport wie etwa beim Tennisspielen, in der Leichtathletik (Diskuswerfen, Hammerwerfen, Kugelstoßen, Speerwerfen) und beim Golfspielen ist besonders schädlich. Das bedeutet nun nicht, dass wir die genannten Sportarten ablehnen, der Athlet soll sich nur darüber im Klaren sein, dass vor allem für die Wirbelsäule ausgleichende Gymnastik mit entsprechenden Gegenbewegungen zur üblichen Belastung wichtig ist. Nur so kann späteren Schäden rechtzeitig vorgebeugt werden.

Neben der Überbelastung führt auch das Gegenteil davon zu Störungen: Wer nie Sport betreibt, dessen Muskeln werden mit zunehmendem Alter schlaff und leistungsuntüchtig werden. Junge Menschen sind sich dessen selten bewusst. Dabei könnten rechtzeitige Gegenmaßnahmen Schmerzen in so vielen Fällen verhindern. Bei Bewegungsfaulen verkümmern nämlich nicht nur Arm- und Beinmuskeln, auch das Muskelkorsett der Wirbelsäule wird immer schwächer. So entstehen stärkere Krümmungen, als die Natur vorgesehen hat. Eine schlechte Haltung ist überdies oft eine Ausdrucksform seelischer Belastung. Traurige Menschen nehmen eine ganz typische, vor allem im Bereich der Halswirbelsäule gebeugte Haltung ein, in der die Schultern nach vorn hängen. Nicht zu vergessen sind noch Erkrankungen von Nieren, Darm, Gebärmutter usw., die sich in Kreuzschmerzen äußern können.

Der Vorbeugung gegen Kreuzschmerzen dienen durchaus westliche Maßnahmen. Den Anfang sollte eine **richtige Sitzhaltung** bilden. Kontrollieren Sie diese sowohl im Büro als auch daheim vor dem Fernsehapparat. Bevorzugen Sie harte Sessel mit geraden Lehnen und unbedingt auch harte Betten. Wenn der Lattenrost bereits durchgelegen ist, kaufen Sie sich einen neuen. In den meisten Fällen ist es möglich, ein Brett unter die Matratze zu schieben. Sie werden staunen, wie gut Sie damit schlafen und wie rasch sich Ihre Kreuzbeschwerden bessern werden.

Eine hervorragende Möglichkeit zur Vorbeugung ist **Duschgymnastik**: Lassen Sie die Wirbelsäule täglich fünf Minuten lang mit warmem Wasser anprasseln, führen Sie dann noch unter der Brause lockere gymnastische Übungen durch. Selbst der Vorgang des Abtrocknens kann in das Hilfsprogramm eingebaut werden: Führen Sie mit dem Handtuch, das Sie in beide Hände nehmen, waagrechte und diagonale Reibbewegungen auf dem Rücken durch. Das fördert die Durchblutung und stärkt außerdem die Muskulatur.

Auch im Alltag haben Sie oft die Möglichkeit, vorbeugende Gymnastik zu betreiben. Wenn Sie durch eine Tür treten, versuchen Sie beispielsweise, mit den Händen abwechselnd so hoch wie möglich über den Rahmen zu greifen, so als hätten Sie die Absicht, Kirschen vom Baum zu pflücken. Falls Sie an einem Schreibtisch sitzen, lassen Sie absichtlich öfter etwas fallen (Bleistift, Radiergummi usw.). Je häufiger Sie sich nach verschiedenen Richtungen bücken müssen, desto besser ist es für Ihre Wirbelsäule.

Für zu Hause gibt es noch einige **gezielte Übungen:** Legen Sie sich auf den Rücken und bringen Sie die gebeugten Knie bis zum Bauch. Fassen Sie nun mit beiden Händen die Knie und richten Sie dann den Oberkörper so weit wie möglich auf. Legen Sie die Unterschenkel wieder auf das Bett und strecken Sie nun den ganzen Körper so durch, dass sich das Gesäß möglichst weit vom Bett entfernt. Bei der Streckbewegung einatmen, beim Lockerlassen ausatmen.

Auch Schwimmen dient der Vorbeugung gegen Rückenprobleme. Für die Gesundheit ist Rückenschwimmen wesentlich günstiger als Brustschwimmen. Vor allem bei bereits bestehenden Schmerzen soll der Körper möglichst flach auf dem Wasser liegen und nicht wie beim Brustschwimmen stark durchgebogen sein. Es schaden auch zu tiefe Wassertemperaturen. Wer aus Gesundheitsgründen schwimmt, sollte Wasser mit mindestens 26 °C wählen, denn durch die Kälte verkrampfen sich die Muskeln.

All diese Maßnahmen können durch chinesische Massage unterstützt werden. Schmerzzustände lassen sich damit noch leichter beseitigen.

Vor der Massage soll die jeweilige Stelle erwärmt werden (entweder durch Duschen oder mithilfe eines feuchtwarmen Handtuches). Massieren Sie die Kreuzregion so, dass vier Finger der Hand neben der Wirbelsäule leichte Streichbewegungen auf- und abwärts durchführen. Erst sanft und großflächig massieren, dann mit vibrierenden Bewegungen kräftiger aufdrücken. Führen Sie auf diese Weise die Massage entlang des Blasen-Meridians (siehe S. 22) durch. Dann wieder mit der ganzen Handfläche massieren.

Zum Schluss massieren Sie noch folgende lokale Punkte:

B 25 (»Zustimmungspunkt des Dickdarmes«) liegt zwei Querfinger seitlich des vierten Lendenwirbeldornfortsatzes in Höhe des oberen Beckenrandes.

B 23 (»Zustimmungspunkt der Niere«) befindet sich in Höhe des zweiten Lendenwirbeldornfortsatzes, zwei Querfinger seitlich der hinteren Mittellinie. Den zweiten Lendenwirbeldornfortsatz finden Sie, wenn Sie vom vierten Fortsatz auf Höhe des oberen Beckenrandes noch zwei Erhöhungen nach oben zählen.

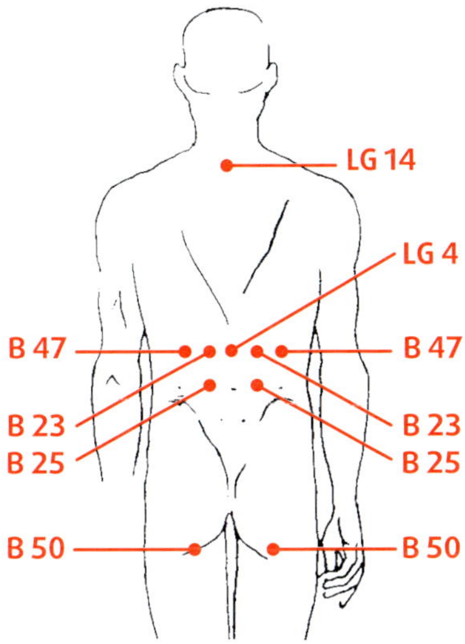

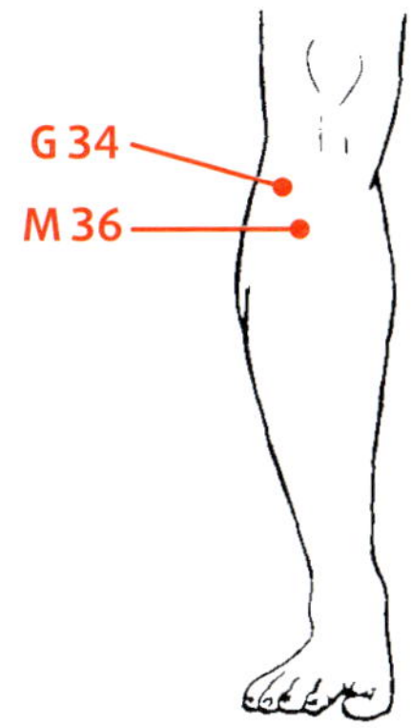

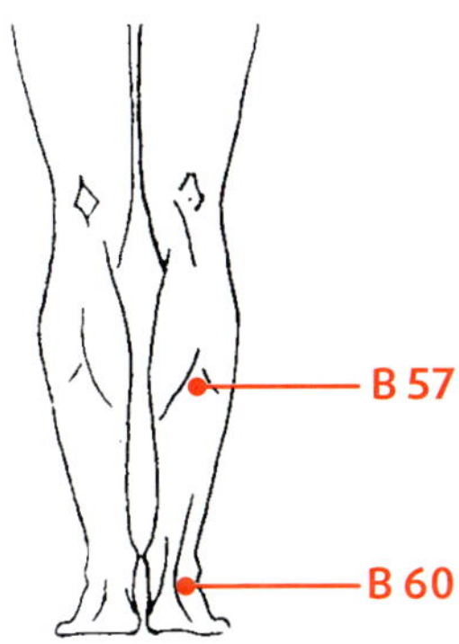

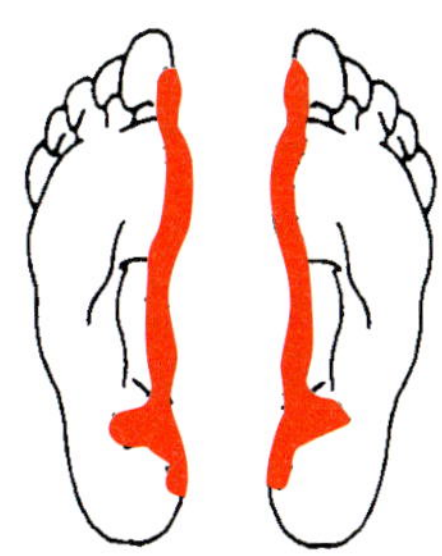

Fußreflexzonen

Die Niere hat in der traditionellen chinesischen Medizin eine Schlüsselfunktion als Organ, weil sie unsere „Lebensenergie" speichert. Von ihr gehen Vitalität und Potenz aus, sie dient demnach nicht nur der Harnausscheidung. Bei Potenzstörungen werden die der Niere zugeordneten Zonen immer von chinesischen Heilern berücksichtigt.

Schmerzhaft, aber wirkungsvoll ist die **Fußreflexzonenbehandlung**. Die entsprechende Zone finden Sie auf der Fußsohleninnenkante, zwischen Zehenballen und Ferse. Je nach Lokalisation der Beschwerden im Rückgrat werden auch auf der Fußsohle einzelne Abschnitte besonders schmerzempfindlich sein. Am besten lässt man diese Behandlung von einem geschulten Masseur durchführen. Massiert wird so lange, bis der Schmerz bei gleichbleibendem Druck deutlich nachlässt.

Die Wirbelsäule und die Organe des Körpers spiegeln sich auch im Bereich der Ohrmuscheln wider. Diese Erkenntnis macht sich die sogenannte Auriculotherapie (Ohrakupunktur) zunutze. Akupunkteure erzielen durch Einstechen der Nadeln in bestimmte Punkte auf dem Ohr beeindruckende Erfolge. Auch Sie können bei Wirbelsäulenschmerzen das Ohr zur Behandlung heranziehen. Betasten Sie die Ohrmuschel kräftig mit Daumen und Zeigefinger. Massieren Sie dort, wo der Druck als schmerzhaft empfunden wird, 30 Sekunden lang.

Gegen **chronische Beschwerden des Rückens** hilft Druck auf die Punkte **M 36** und **G 34**. M 36 liegt eine Handbreit unter der Kniescheibe und einen Querfinger seitlich außen. G 34 befindet sich unter dem Wadenbeinköpfchen (ist auf der Außenseite direkt unterhalb des Kniegelenkes tastbar), kann aber auch etwas davor oder dahinter liegen. Dieser Punkt ist besonders druckempfindlich bei Muskel- und Sehnenbeschwerden sowie bei Störungen der Gallenblase (siehe S. 135).

Auch die **lokale Erwärmung** folgender Punkte ist erfolgversprechend:

B 23 liegt zwei Querfinger lateral vom unteren Rand des zweiten Lendenwirbeldornfortsatzes. Hier müssen Sie zuerst den vierten Lendenwirbeldornfortsatz suchen, der in Höhe des oberen Beckenrandes liegt.

B 47 befindet sich ebenfalls auf Ebene des Dornfortsatzes des zweiten Lendenwirbels, jedoch vier Querfinger seitlich der Mittellinie.

B 25 finden Sie zwei Querfinger lateral des vierten Lendenwirbeldornfortsatzes, also in Höhe des oberen Beckenrandes.

LG 4 liegt unter dem Dornfortsatz des zweiten Lendenwirbels.

M 36 befindet sich eine Handbreit unter dem Unterrand der Kniescheibe und einen Fingerbreit außen neben dem Schienbein.

LG 14 liegt genau auf dem Dornfortsatz des siebenten Halswirbels.

Rückenschmerz kann örtlich beschränkt sein, oder infolge einer „Beleidigung" der aus der Wirbelsäule austretenden Nerven auch in Arme und Beine ausstrahlen. Tritt ziehender Schmerz im Oberschenkel auf, der bis unter die Knie, ja sogar bis zu den Zehen reichen kann, so spricht man im Volksmund vom **„Ischias"** und meint damit eine Störung des dicksten und längsten Nervs im Körper, des Nervus ischiadicus. Setzen derartige Schmerzen akut ein, muss unbedingt ein Neurologe oder Orthopäde aufgesucht werden, weil ein sogenannter Bandscheibenvorfall die Ursache dafür sein kann. Die Bandscheibe ist dabei entweder verschoben und drückt auf die Nerven, oder es kommt zum Riss des derben Bandringes und die weiche Masse im Kern der Bandscheibe tritt aus. Ohne rasche Behandlung kann lebenslanges Siechtum und sogar Lähmungsgefahr drohen!

Neben Muskelverspannung und Schäden des Skelettes (Verkrümmungen) können auch Infektionskrankheiten Ursache des „Ischias" sein. Nicht selten kündigt sich eine Grippe durch starke Kreuzschmerzen an. Eitrige Zähne, Mandeln, Nebenhöhlen usw. können ebenso den Nerv reizen wie Beckengeschwüre, Alkohol und Nikotin. Wer sich lange auf einen kalten Stein setzt (womöglich erhitzt nach einer Wanderung), muss mit entzündlichen Veränderungen des Ischiasnervs und daher mit Schmerzen rechnen. Bei Frauen werden die Beschwerden mitunter durch chronische Verstopfung und eine verlagerte Gebärmutter ausgelöst. Gicht und Rheuma sind weitere mögliche Ursachen.

Wer zu Ischiasbeschwerden neigt, soll auf warme Füße achten! Regelmäßige heiße Fußbäder sind ein gutes Mittel zur Vorbeugung.

Liegt laut ärztlicher Diagnose nur eine verspannte Muskulatur vor, so helfen neben den eingangs beschriebenen Maßnahmen für die ganze Wirbelsäule einige spezielle Entlastungsmethoden: Stützen Sie sich mit beiden Armen z. B. zwischen zwei Tischen ab und lassen Sie die Beine locker baumeln. Die Wirbelsäule wird auf diese Weise sanft gestreckt und der Nerv vom Druck der harten Muskeln befreit. Bei gezielter Dehnung der Muskulatur kann es nämlich passieren, dass sie durch den zu harten Dehnungsreiz nur noch mehr verspannt.

Im Falle einer Ischialgie ergänzen Sie das bereits beschriebene Programm durch Druck auf die Punkte **B 60** zwischen Außenknöchel und Achillessehne und **B 50** in der Mitte der Gesäßquerfalte. Zweiter Punkt ist leicht zu finden, weil er bei „Beleidigung" des Ischiasnervs besonders wehtut.

Auch der Punkt **B 57** eignet sich für eine Selbstbehandlung gegen Ischiasschmerz. Er wird »Bergstütze« genannt. Sie finden ihn auf folgende Weise: Strecken Sie den Fuß kräftig nach vor. Es entsteht dadurch in der Wadenmitte eine Delle, in der der gesuchte Punkt B 57 liegt. Hier drücken Sie auch bei Wadenkrämpfen nach einem Lauftraining. Die Beschwerden treten erfahrungsgemäß dann auf, wenn man schon lange Zeit nicht mehr trainiert hat. Es ist daher wichtig, den Körper vorsichtig aufzubauen.

Die genannten Punkte werden zuerst leicht, dann allmählich kräftiger jeweils etwa 30 Sekunden lang punktförmig massiert.

Nach der Akupressur sollte man den gesamten Blasen-Meridian mehrmals ausstreichen, besonders dort, wo die Beinmuskulatur stark verspannt ist. Meistens werden die Schmerzen schon durch diese Maßnahme deutlich geringer. Besonders schmerzempfindliche Punkte können Sie lokal erwärmen und damit ebenfalls gute Erfolge erzielen. Der Blasen-Meridian (siehe S. 22) verläuft auf dem Rücken in zwei Bahnen: Eine Bahn liegt zwei Querfinger, die andere vier Querfinger von der Mittellinie entfernt. Lassen Sie sich hier von einem Partner massieren. Die Bahnen ziehen dann weiter über die Hinterseite der Oberschenkel, überkreuzen einander dort und laufen in der Kniekehle wieder zusammen. Von hier zieht nur noch eine Bahn über die Wade in Richtung des äußeren Knöchels. Die Hinterseite der Beine kann man durchaus selbst massieren.

Hexenschuss

Sie machen eine plötzliche Bewegung oder heben einen schweren Gegenstand und plötzlich schießen schlimme Schmerzen in den unteren Bereich der Wirbelsäule ein? Dieses Phänomen nennt man im Volksmund „Hexenschuss". Anders als beim Bandscheibenvorfall strahlen die Schmerzen üblicherweise dabei nicht in die Beine aus. Dennoch kann man sich meist stunden- bis tagelang gar nicht richtig bewegen. Der Arzt wird versuchen, mit Infiltrationen zu helfen.

Als Selbsthilfe bewährt sich vor allem Wärme und gezielte, einminütige Massage der Punkte M36 und Di10.

M36 (»Drei Meilen des Fußes«) liegt eine Handbreit unter der Kniescheibe und einen Querfinger seitlich außen neben dem Schienbein.

Di10 wird »Drei Meilen des Armes« genannt und hat ähnliche Bedeutung wie M36. Er liegt zwei Querfinger unter dem daumenseitigen Ende der Ellbogenfalte.

Lockern Sie nach der Akupressur vorsichtig die Lendengegend durch sanfte Bewegung.

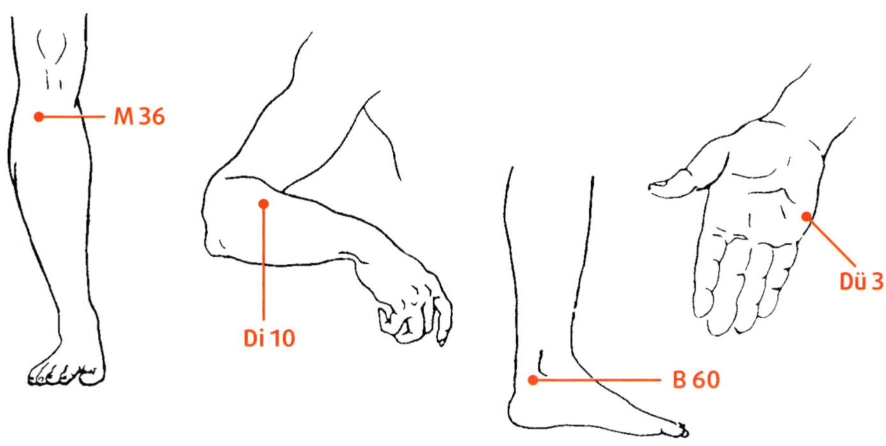

Ein ähnliches Malheur kann auch in der Nackengegend passieren. Häufig spürt man morgens, wenn man aufwacht und schlecht gelegen ist oder in Zugluft geraten ist, starke Schmerzen im Genick und man kann kaum den Kopf bewegen. Rasche Linderung bringt erfahrungsgemäß das Drücken der Punkte **Dü3** (bei geschlossener Faust am ulnaren Ende auf der sich hinter dem Kleinfingergrundgelenk bildenden Falte) und **B60** (zwischen Außenknöchel und Achillessehne). Versuchen Sie anschließend, die Nackengegend vorsichtig zu lockern.

Polyneuropathie

Polyneuropathie ist eine sehr schwierig zu behandelnde Erscheinung. Es handelt sich dabei um einen generellen Nervenschaden, der sich besonders häufig im Beinbereich auswirkt. Die Füße schmerzen, brennen und werden heiß. Der Betroffene hat das Gefühl, auf Watte zu gehen. Häufig treten die Beschwerden nachts auf. Als Ursache kommen Grundkrankheiten wie Diabetes mellitus, Störungen der Wirbelsäule oder Alkoholmissbrauch in Frage. Oft ist eine klare Ursache aber auch bei eingehender Untersuchung nicht festzustellen.

Wenn die Beschwerden schon seit längerer Zeit bestehen und nach diversen Behandlungen keine Besserung erfolgt ist, kann Akupressur ins Spiel kommen. Sie trägt in vielen Fällen tatsächlich zur Linderung bei. Wir empfehlen Folgendes:

Bequem hinsetzen und den Punkt **N1** (in der Mitte des vorderen Drittels der Fußsohle) reibend drücken bzw. in Richtung Ferse schieben. Dann mit der einen Hand das Sprunggelenk festhalten und mit der anderen die Fußsohle fest hin- und herreiben. Mobilisieren Sie weiters mit Zeigefinger und Daumen der Reihe nach die Zehen. Schließlich noch mit Daumen und Zeigefinger die Achillessehne fünfmal drücken, dann mit beiden Händen die Wade kräftig massieren.

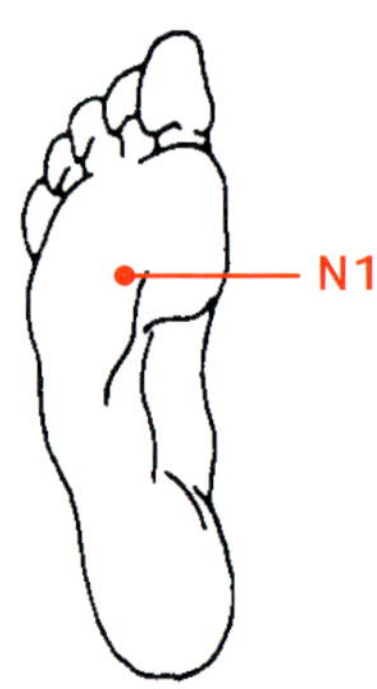

Sinnvoll ist auch die Massage der Lendenwirbelsäule und der Oberschenkel. Ergänzend können Kneipp-Anwendungen (siehe S. 53), physikalische Behandlungen, orthopädische Maßnahmen (Infiltrationen, Schuheinlagen) sowie die Zufuhr von Vitamin B (Präparate in allen Apotheken erhältlich) Erleichterung bringen.

Wadenkrampf

Zumeist sind die Ursachen eines Wadenkrampfs harmlos. Er tritt auf bei Überanstrengung bei der Arbeit und beim Sport oder bei Übermüdung etc. Vielfach liegt nur ein Mangel an Magnesium vor. Dieser sollte durch entsprechende Präparate behoben werden. Allerdings sind auch ernstere Ursachen wie Durchblutungsstörungen in den Beinen oder Venenleiden möglich.

Drücken Sie zur Unterstützung den Punkt **B 57** kräftig für eine Minute. Er liegt im Winkel, der durch die beiden Muskelbäuche des zweiköpfigen Wadenmuskels gebildet wird. Versuchen Sie dann, ein paar Schritte zu gehen.

Bei nachgewiesener Arthrose im Knie drücken Sie den Punkt **B 11** rund fünf Minuten lang kräftig. Sie finden ihn zwei Querfinger lateral vom unteren Rand des ersten Brustwirbeldornfortsatzes.

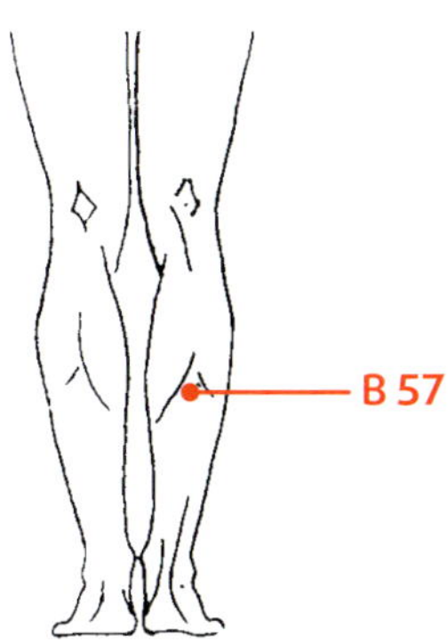

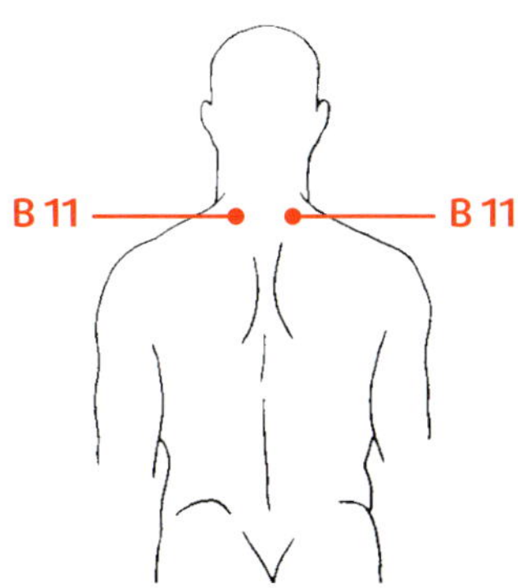

Knöchelverletzungen

Knöchelverletzungen passieren häufig: Man knickt auf unebenem Gelände um und schon schwillt der Knöchel an. Erste Maßnahmen sind immer Kälte und Kompression – legen Sie Eis auf die Stelle (nicht direkt auf die Haut!) und bandagieren Sie den Knöchel fest. Dann sollte der Arzt bzw. eine Unfallabteilung aufgesucht werden, denn es kann eine Verletzung vorliegen, die einen operativen Eingriff erfordert.

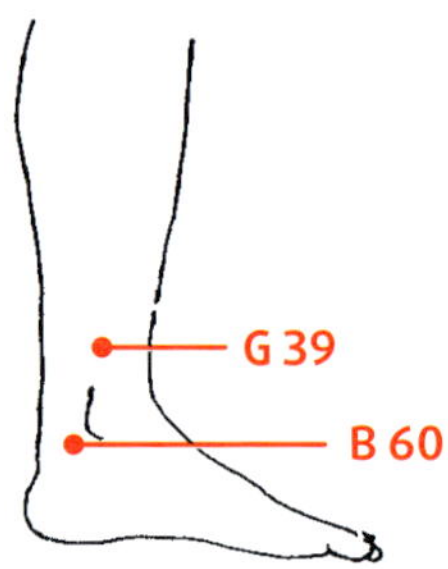

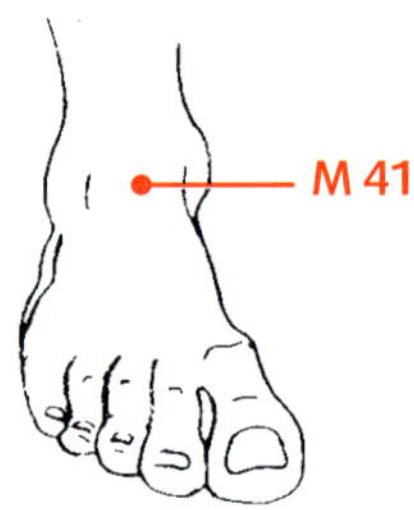

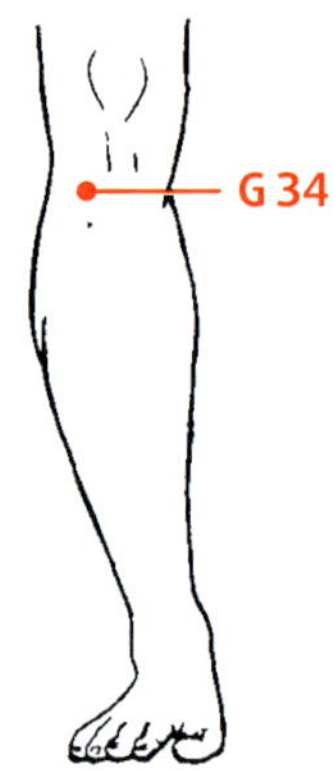

Überbrückende Soforthilfe ist mit Akupressur möglich: Drücken Sie die Punkte G39, M41, B60 und G34, bis Sie professionelle Hilfe erhalten.

G39 liegt eine Handbreit oberhalb des Außenknöchels, am Hinterrand der Fibula.

M41 finden Sie in der Mitte der Querfalte des Sprunggelenks.

B60 liegt zwischen dem hinteren Rand des Außenknöchels und der Achillessehne.

G34 befindet sich genau unter dem Wadenbeinköpfchen (ist auf der Außenseite direkt unterhalb des Kniegelenkes tastbar), kann aber auch etwas davor oder dahinter liegen.

Schmerzende Füße und Restless Legs

Betroffene von schmerzenden Füßen leiden häufig an massiven Schlafstörungen, weil ein Bein abends im Bett sozusagen nicht zur Ruhe kommen will. Dazu treten häufig auch Schmerzen auf. Ein Neurologe wird eine genaue Diagnose stellen. Als Ursache kommen in Frage eine Polyneuropathie (siehe S. 116), eine Nervenentzündung, Restless Legs, eine Beinvenenentzündung oder Störungen in der Wirbelsäule. Alle Beschwerdebilder lassen sich heute auch mit schulmedizinischen Methoden gut behandeln, jedoch nicht vollständig heilen.

Ergänzend lindern aber auch Methoden der TCM die Beschwerden. Wir raten, hier zunächst einen erfahrenen Therapeuten zu konsultieren. Er wird mit seinen Diagnosemethoden herausfinden, was im Einzelfall am besten Linderung verschaffen kann: Chinesische Reflextherapie wie Akupunktur, Tuina-Therapie oder Akupressur.

Verdauungstrakt

Übergewicht und Vorbeugung gegen Übergewicht

Übergewicht ist einer der bedeutsamsten Risikofaktoren für klassische Zivilisationskrankheiten wie zum Beispiel das Metabolische Syndrom, das durch eine Kombination von Symptomen gekennzeichnet ist: Fettsucht, Insulinresistenz (Diabetes!), Bluthochdruck und zu hohe Blutfettwerte (Cholesterin, Triglyceride). Auch Herz-Kreislauf-Erkrankungen hängen in vielen Fällen mit starkem Übergewicht zusammen.

Alle Österreicher zusammen wiegen insgesamt um rund 20 Millionen Kilogramm zu viel. Diesen Wert hat der Wiener Sozialmediziner Univ. Prof. Dr. Michael Kunze vor einigen Jahren aufgrund statistischer Unterlagen errechnet. Eine Zahlenspielerei, die sich natürlich ebenso gut auf deutsche oder Schweizer Verhältnisse übertragen lässt.

Bis zu zehn Kilo mehr, als das **Normalgewicht** beträgt, sind für den organisch gesunden Menschen nicht bedrohlich. Noch mehr Übergewicht stellt jedoch einen Hauptrisikofaktor für Herzinfarkt, Zuckerkrankheit, Hirnschlag, Gefäßleiden, Impotenz und schwerste Verdauungsstörungen dar. Was man unter dem Normalgewicht versteht, ist schwer festzustellen. Sogar Fachleute scheitern an dieser Frage. Schließlich hängt die Einschätzung nicht nur von den Kilos auf der Waage, sondern auch vom Körperbau ab. Durchtrainierte Sportler sind aufgrund ihres Muskelkorsetts schwerer und doch normalgewichtig. Wir raten, den Spiegel und die Kleidung als Maßstab für die Beurteilung des eigenen Körpergewichts herzunehmen: Da kann jeder leicht selbst beurteilen, ob er zu dick ist oder nicht, denn unerwünschte Gewichtszunahme zeigt sich häufig dadurch, dass die Hose nicht mehr passt. Auch das Wohlfühlen ist ein wesentliches Kriterium: Ständige Müdigkeit, Lustlosigkeit und stärkeres Schwitzen sind Anzeichen dafür, dass das Gewicht reduziert werden sollte.

Ein paar Kilo zu viel stellen kein gesundheitliches Risiko dar!

Gefährlich ist deutliches Übergewicht. Wer mehr als 20 Kilo zu viel mit sich herumschleppt, ist in mehrfacher Hinsicht bedroht: Herz-Kreislauf, Stoffwechsel, Gelenke etc. werden überbeansprucht.

Wir wollen mit diesem Kapitel mithelfen, die Voraussetzungen für gezieltes Abnehmen zu verbessern sowohl von der seelischen Seite her („Fresslust" kann mit chinesischen Methoden recht gut eingedämmt werden) als auch über eine Ankurbelung des Verdauungssystems, das bei übergewichtigen Menschen meistens nicht gut funktioniert. Der Zusammenhang zwischen einer gut funktionierenden Verdauung und der Reduzierung des Hungergefühls ist wie folgt erklärbar: Die Stärkung der Verdauungsfunktion sorgt dafür, dass die für den Körper wichtigen Substanzen aus der Nahrung besser aufgenommen werden. Der „Körpercomputer", der uns mitteilt, wie viel wir essen müssen, um ausreichend mit Aufbaustoffen versorgt zu werden, kann darauf reagieren. Haben wir genügend Nahrungsbausteine erhalten, so lässt das Hungergefühl beim gesunden Menschen automatisch nach.

Ein Schlüssel zum Wunschgewicht ist natürlich vernünftige Ernährung. Sie soll ausgewogen sein, also alle wichtigen Nahrungsbausteine (Kohlenhydrate, Eiweiß, Fett, Vitamine, Mineralstoffe und Spurenelemente) im benötigten Maß enthalten.

Wunderdiäten gibt es nicht und Diät ist nur etwas für Kranke.

Jeder Überschuss an Nahrung wird gespeichert, wodurch wir letztendlich dick werden. Die Maßnahmen zur Gewichtsreduktion reichen demnach von verminderter Zufuhr von „Brennstoff" über vermehrten Kalorienabbau durch Bewegung bis zu den folgenden Methoden aus der chinesischen Heilkunde:

Gewöhnen Sie sich an, alles aufzuschreiben, was Sie essen (Menge, Kalorien- oder Joulezahl der Mahlzeiten) und ziehen Sie nach einer Woche jeweils Bilanz. Streben Sie dann über kleine Änderungen eine Reduktion der wöchentlichen Menge, Kalorien- oder Joulezahl an. Essen Sie z. B. statt einer Mahlzeit zwischen Frühstück und Mittagessen einen Apfel, zur Jause statt Mehlspeisen eine Scheibe Vollkornbrot, abends keine Hauptmahlzeit mit mehreren Gängen (streichen Sie wenigstens Vor- und Nachspeise, essen Sie nicht spät abends) und verzichten Sie auf Naschereien während des Fernsehens. Trinken Sie stattdessen immer wieder schluckweise Wasser. Kontrollieren Sie wöchentlich das Gewicht – mehr als maximal ein halbes Kilo pro Woche sollen Sie nicht abnehmen!

Der „Körperofen" brennt umso schneller, je mehr man den Kreislauf in Schwung bringt. Zwischen Übergewicht und mangelnder Bewegungsfreude besteht eine enge Wechselbeziehung. Dieser Teufelskreis muss einmal durchbrochen werden – raffen Sie sich zu sportlicher Betätigung auf, die Ihnen Freude bereitet! Schon nach ganz kurzer Zeit steigt die Bereitschaft, den Körper zu bewegen, von selbst. Wenn Sie regelmäßig Sport betreiben, haben Sie bereits den Kampf gegen das Übergewicht gewonnen!

Machen Sie jeden Tag eine Ganzkörpermassage: Zunächst ein angenehm warmes und entspannendes Bad nehmen, dann mit einer Bürste (Naturborsten) oder mit den Fingern friktionierend vom Nacken her den Rücken entlang bis zum Steißbein ausstreichen. Bitten Sie am besten einen Partner, Ihnen dabei behilflich zu sein. Legen Sie sich anschließend auf den Rücken, platzieren Sie eine Hand auf dem Bauch und massieren Sie nun leicht hundertmal im Uhrzeigersinn und genauso oft dagegen rund um den Nabel. Dann werden sowohl Schultern als auch Fußsohlen mit der Handfläche je 36-mal kreisförmig massiert.

Drücken Sie anschließend die Punkte KG 17, KG 12, Di 11, M 36, MP 6, B 21 und Di 4.

KG 17 liegt zwischen den Brustwarzen genau in der Mitte des Brustbeines und gilt als sogenannter »Meisterpunkt für die Atmung«.

KG 12 finden Sie, indem Sie die Strecke zwischen Nabel und unterem Ende des Brustbeines (Schwertfortsatz) halbieren. Genau in der Mitte liegt der Punkt KG 12. Er heißt auch »Mittlerer Kanal« oder »Meisterpunkt des Magens« und hat entscheidende Bedeutung für die Verdauung (siehe S. 136). Bei chronischen Magenbeschwerden (siehe S. 131) ist dieser Punkt oft besonders empfindlich. Schon leichte Massage bringt meistens rasch Erleichterung. KG 12 findet auch gegen zu niedrigen Blutdruck Anwendung (siehe S. 52): Bekommt der Körper durch gut funktionierende Verdauung genügend Energie, so fällt Energiemangel als Ursache des Unterdruckes weg.

Di 11 liegt in der Ellbogenfalte am daumenseitigen Ende.

M 36 ist ein häufig verwendeter Punkt, der »Drei Meilen des Fußes« genannt wird. Er befindet sich eine Handbreit unter der Kniescheibe und einen Querfinger seitlich außen. M 36 wird zur Kräftigung bei körperlichen und seelischen Erschöpfungszuständen gedrückt.

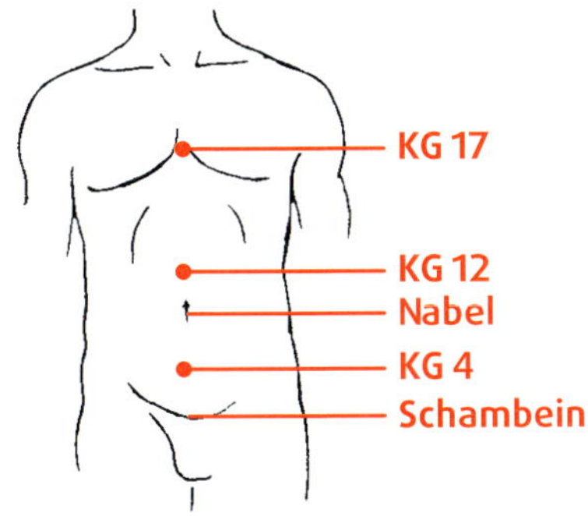
KG 17
KG 12
Nabel
KG 4
Schambein

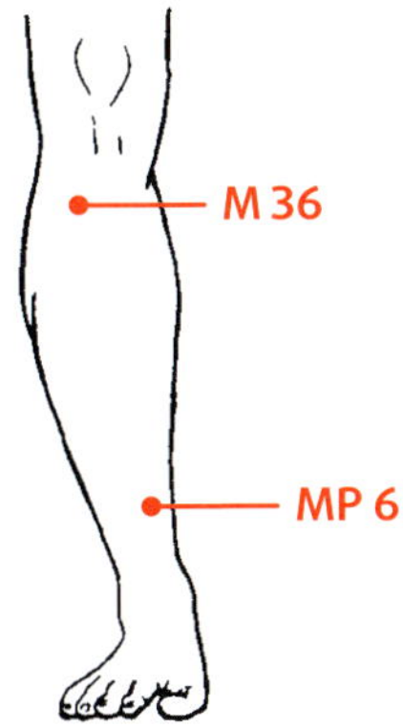
M 36
MP 6

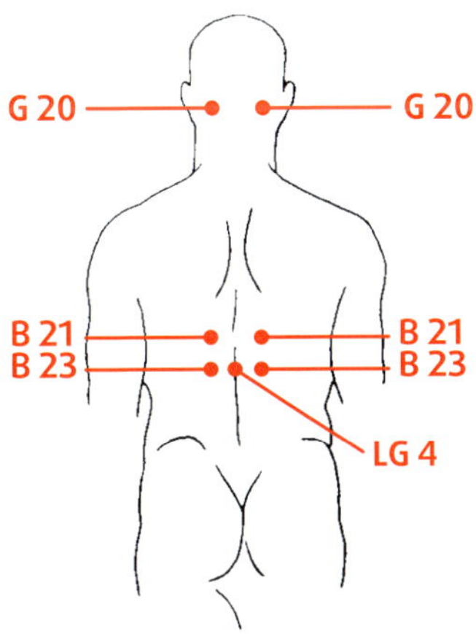
G 20
G 20
B 21
B 21
B 23
B 23
LG 4

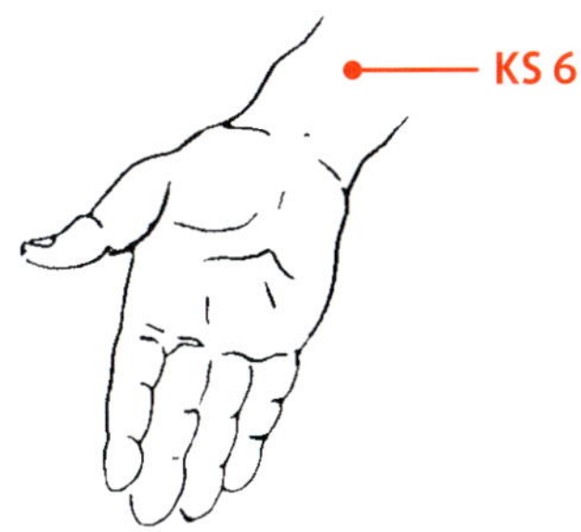
KS 6

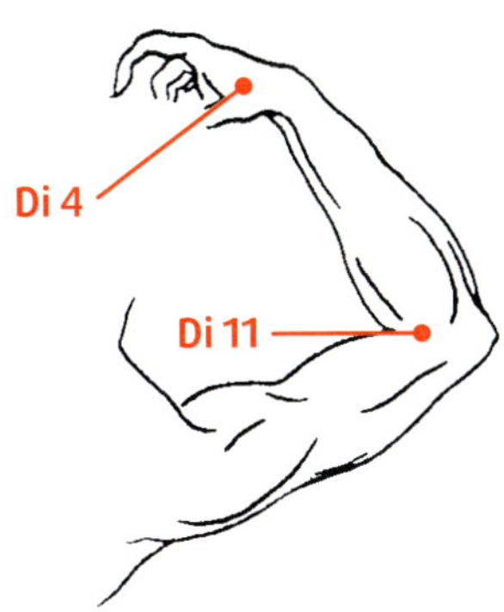
Di 4
Di 11

Angeblich „dopten" die Chinesen durch Akupunktur von M36 ihre Soldaten, wenn diese lange Märsche zurückzulegen hatten. Vielleicht ist das auch für müde Sportler unserer Breitengrade zur Aufputschung geeignet.

MP6 liegt eine Handbreit über dem inneren Knöchel am Hinterrand der Schienbeinkante.

B21 (»Zustimmungspunkt des Magens«) liegt zwei Querfinger seitlich der hinteren Mittellinie in Höhe des Dornfortsatzes des zwölften Brustwirbels.

Di4 (»Meisterpunkt gegen viele Schmerzen«) befindet sich auf dem Handrücken zwischen erstem und zweitem Mittelhandknochen. Wenn Sie Daumen und Zeigefinger fest gegeneinanderpressen, entsteht ein Muskelwulst. Drücken Sie auf den höchsten Punkt dieses Muskelwulstes um Di4 zu stimulieren.

Sollten Sie aufgrund bereits bestehender gesundheitlicher Störungen eine Diät verschrieben bekommen haben, diese aber nicht konsequent durchführen, dann verwenden Sie neben regelmäßiger Ganzkörpermassage noch den Punkt **KS6**. Er heißt »Innere Grenze« und liegt zwei Querfinger oberhalb der inneren Handgelenkquerfalte in der Mitte zwischen Elle und Speiche. Dieser Punkt wirkt sich positiv auf die Psyche aus und hilft zudem gegen Müdigkeit und Brechreiz.

Falls **Kopfschmerz** auftritt, drücken Sie bitte den Punkt der »Sonne« (»Taiyang« – einen Fingerbreit vom seitlichen Rand der knöchernen Augenbegrenzung nach hinten) sowie G20. **G20** heißt »Teich des Windes« und liegt etwas innerhalb des sogenannten Warzenfortsatzes auf dem Hinterkopf (diesen Knochenvorsprung ertasten Sie gleich hinter dem Ohrläppchen).

Im Zusammenhang mit Übergewicht treten sehr häufig **Potenzstörungen** (siehe S.146) auf. Da hilft Stimulierung durch Druck der Punkte LG4, KG4 und B23:

LG4 liegt unter dem Dornfortsatz des zweiten Lendenwirbels. Hier müssen Sie zuerst den vierten Lendenwirbeldornfortsatz suchen, der in Höhe des oberen Beckenrandes liegt. Von dieser Stelle aus zwei Knochenvorsprünge auf der Wirbelsäule nach oben zählen. Chinesen nennen den Punkt »Mingmen«, was so viel wie »Tor zum Leben« bedeutet.

KG4 liegt drei Querfinger oberhalb des oberen Schambeinrandes auf der vorderen Mittellinie.

B 23, »Shenshu«, ist der »Zustimmungspunkt für die Niere«. Die Niere übernimmt in diesem Zusammenhang in erster Linie die hormonelle Regulierung. Es geht vor allem um Hormone aus der Nebenniere, die im Sexualbereich und damit für die Vitalität wichtig sind.

Liegt der Fettsucht eine hormonelle Störung zugrunde, so muss diese natürlich gezielt vom Arzt behandelt werden. Die chinesischen Heilmethoden können hier aber sehr gut unterstützen.

Auch zur **Vorbeugung gegen Übergewicht** kann Akupressur beitragen. Wir bieten ein zweiteiliges Programm an:

Für **Teil 1** kreisen Sie zuerst im Stehen oder Sitzen mit den Händen hundertmal um den Nabel. Dann die Flankenregion (seitliche Partie des Rumpfs) auch hundertmal auf- und ab- oder horizontal hin- und herreiben. Für die Akupressur drücken Sie für je eine Minute vibrierend die Punkte M 36, MP 6, MP 10, MP 9, KG 12, KG 8, KG 6 und KG 4.

M 36 (»Drei Meilen des Fußes«) liegt eine Handbreit unter der Kniescheibe und einen Querfinger seitlich außen neben dem Schienbein.

MP 6 befindet sich eine Handbreit über dem inneren Knöchel am Hinterrand der Schienbeinkante.

MP 10 (»Meer des Blutes«) ist mithilfe eines Partners einfach zu finden: Der Partner legt seine Hand auf Ihr Knie – rechte Hand auf rechtes Knie –, die Daumenspitze zeigt dann genau auf MP 10, der etwas oberhalb der Kniescheibe liegt.

MP 9 liegt bei gebeugtem Knie genau unter dem inneren Knochenvorsprung des Unterschenkels.

KG 12 (»Mittlerer Kanal«) finden Sie genau auf der vorderen Mittellinie auf halbem Weg zwischen unterem Brustbeinrand und Nabel.

KG 8 ist der Nabel.

KG 6 (»Meer der Energie«) liegt einen Daumenbreit unter dem Nabel.

KG 4 befindet sich vier Fingerbreit unter dem Nabel.

Nach dieser Behandlung kann sich leichter Muskelkater einstellen, der aber bald abklingen wird. Abschließend mit beiden Händen die Lenden-Steißbeinregion 36-mal auf und ab und in Querrichtung kräftig massieren.

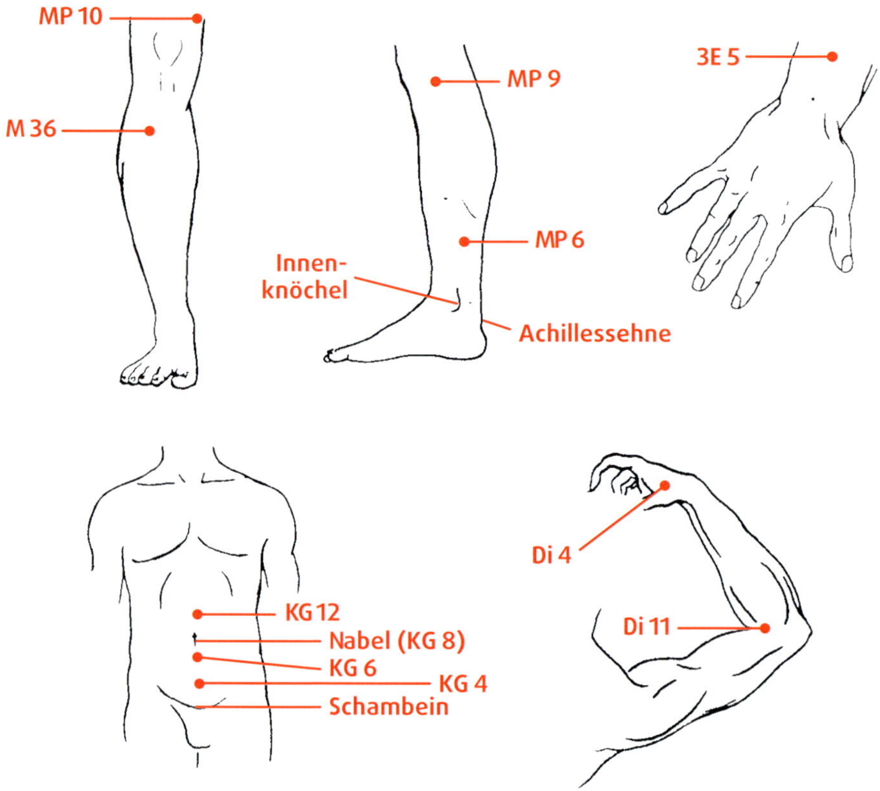

Drücken Sie für **Teil 2** zuerst mit der rechten Hand den linken Oberarm vom Ellbogen bis zur Schulter mehrmals fest zusammen. Dann mit dem Daumen folgende Punkte je eine Minute lang bis zum Gefühl eines leichten Muskelkaters drücken:

Di 11 liegt bei angewinkeltem Arm in der Ellbogenfalte am daumenseitigen Ende.

Di 4 (»Meisterpunkt gegen viele Schmerzen«) finden Sie, wenn Sie Daumen und Zeigefinger fest gegeneinanderpressen. An der höchsten Stelle des Muskelwulstes, der sich daraufhin bildet, liegt der gesuchte Punkt. Drücken Sie ihn gegen den Mittelhandknochen in der Verlängerung des Zeigefingers.

3E 5 (»Äußere Schranke«) liegt zwei Cun über der dorsalen Handgelenksfalte zwischen Radius und Ulna.

Dann mit der linken Hand den rechten Oberarm zusammendrücken und nochmals die genannten Punkte drücken. Schließlich mit den Händen das Gesicht bis zur Erwärmung 50-mal reiben. Zuletzt mit geschlossenen Augen für etwa zehn Minuten meditieren bzw. bewusst ruhig atmen.

Schluckauf

Schluckauf ist meistens harmlos, vergeht von selbst und tritt oft ohne klare Ursache auf. Der Zustand ist jedoch lästig. Vielfach genügt es, in kleinen Schlucken Wasser zu trinken. Wenn der Schluckauf nicht innerhalb von 15 Minuten vergeht, lohnt sich ein Versuch mit Akupressur:

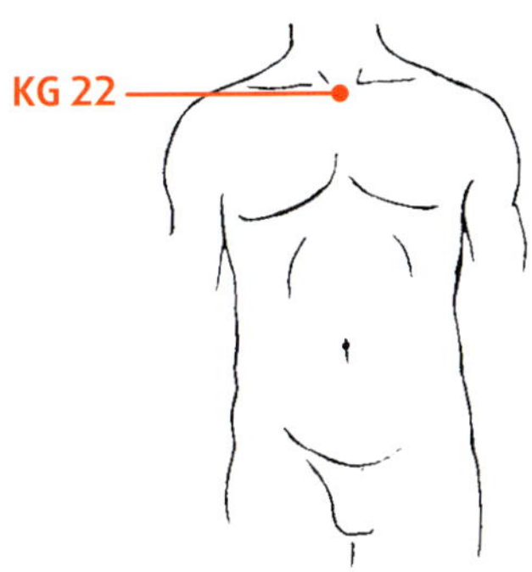

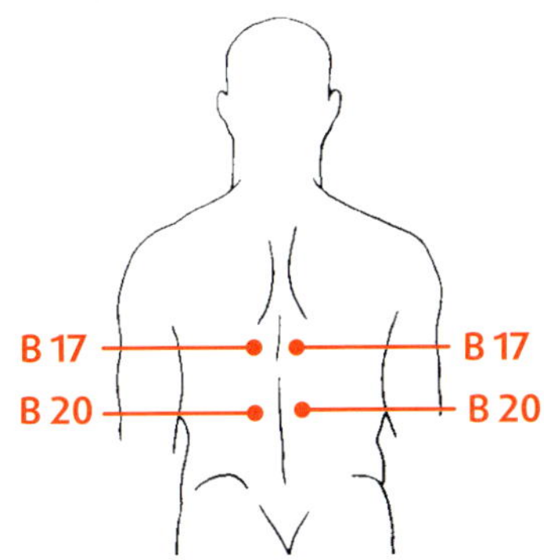

Drücken Sie den Punkt **KG 22** (knapp über der kleinen Mulde zwischen den Schlüsselbeinen, der Incisura jugularis) eine Minute lang sowie die Punkte B 20 und B 17 je zwei Minuten lang. **B 20** finden Sie zwei Querfinger seitlich des unteren Randes des elften, also vorletzten, Brustwirbeldornfortsatzes.

B 17 liegt zwei Querfinger lateral vom unteren Rand des siebenten Brustwirbeldornfortsatzes.

Seekrankheit

Die Seekrankheit zählt zum großen Kreis der psycho-vegetativen Störungen, entsteht also durch eine Fehlsteuerung des unbewussten Nervensystems. Schwindelgefühl und Übelkeit – die Haupterscheinungsbilder der Seekrankheit – haben demnach nichts mit Kreislaufstörungen zu tun, die etwa auf zu niedrigem Blutdruck beruhen.

In erster Linie ist der Magen von der Seekrankheit betroffen. Die akut „beleidigten" Magennerven beruhigen sich rasch, wenn Sie folgende Maßnahmen durchführen: Legen Sie sich in der Kajüte nur ganz flach hin – Übelkeit und Brechreiz verschwinden augenblicklich. Zudem hilft jede Form der Ablenkung, am besten ein Gespräch. Zur Beruhigung trägt auch Melissentee bei.

Bei Übelkeit hilft generell (auch wenn ganz andere Ursachen vorliegen) ein 30 Sekunden langer Druck auf den Punkt **KS 6**. Er befindet sich drei Querfinger über der inneren Handgelenkquerfalte zwischen Elle und Speiche. Meistens ist dieser Punkt so druckempfindlich, dass seine Auffindung keinerlei Schwierigkeiten bereitet.

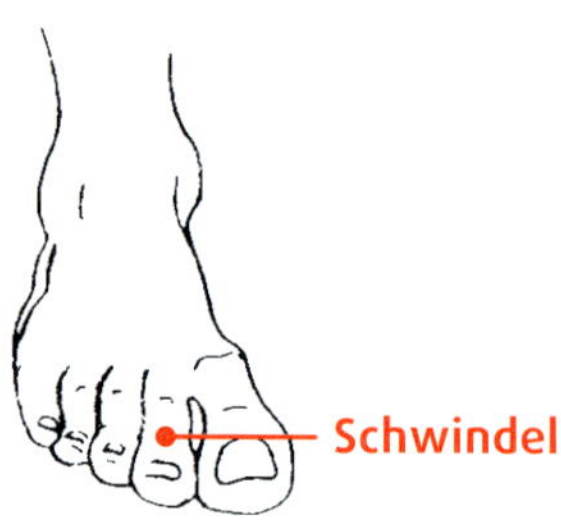

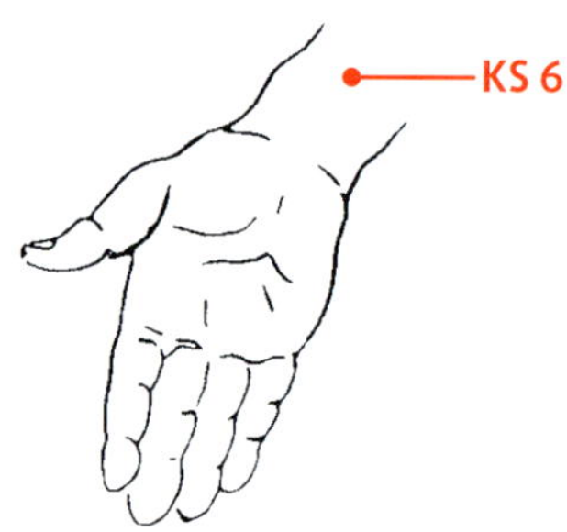

Vorbeugen können Sie drohender Seekrankheit mit Akupressur. Die Symptome, die übrigens auch beim Fliegen auftreten, müssen schon im Vorhinein bekämpft werden. Beginnen Sie mit der Behandlung 14 Tage vor Antritt der Reise, während der Sie Seekrankheit oder Flugangst befürchten. Dann legen Sie eine dreitägige Pause ein. Unmittelbar vor der Abreise führen Sie nochmals die Behandlung durch:

Drücken Sie eine Stelle, die drei Millimeter hinter dem Nagelbett der zweiten Zehe liegt, ganz fest. Das kann unter Umständen höllisch wehtun, nützt aber ziemlich zuverlässig. Auch tägliche, fünfminütige Erwärmung mit Moxazigarre oder Zigarette (nicht verbrennen!) hat eine gute vorbeugende Wirkung.

Magenbeschwerden

Eine ganze Reihe von seelischen und körperlichen Belastungen kann zu Magenbeschwerden führen. Leider geht eben nicht nur die Liebe durch den Magen – auch Sorgen, Kummer, Angst und Stress beeinflussen die Magennerven nachweislich und „liegen uns im Magen".

Über den Magen und die Lunge nehmen wir Energie für den Körper auf. Die Lunge bekommt über die Atmung Sauerstoff. Der Magen zerlegt die Nahrung in Bestandteile, aus denen dann der Darm Stoffe für den Gewebsaufbau und die Energiegewinnung in den Blutkreislauf einschleust. Der Magen, dieses so wichtige Organ, ist sehr empfindlich und anfällig für Störungen. Durch Gesundheitspflege könnten viele Schäden, die oft zu lebensbedrohenden Zuständen führen (Blutungen, Durchbruch von Geschwüren in die Bauchhöhle oder in Nachbarorganen, Krebs), vermieden werden.

Zum Vorbeugungsprogramm gehört unbedingt die Kräftigung der Bauchmuskulatur durch **Gymnastik**. Legen Sie sich auf den Rücken und heben Sie abwechselnd das linke und das rechte Bein. Lassen Sie die Beine dabei gestreckt.

Auch chinesische **Atemübungen** sollten bei Veranlagung zu Magenbeschwerden Anwendung finden, denn sie sind ein ausgezeichnetes Mittel zum Ausgleich des unbewussten Nervensystems. Eine Fehlsteuerung desselben kann im Extremfall zur Geschwürbildung – vor allem im Zwölffingerdarm, nicht selten aber auch im Magen – führen.

Magenbeschwerden sind ärztlich abzuklären! Neben der klinischen Therapie drücken Sie aber zur Kräftigung des Systems auch folgende Punkte:

MP 4 befindet sich auf der Fußinnenseite am höchsten Punkt des Fußgewölbes.

MP 6 liegt eine Handbreit über dem inneren Knöchel am Hinterrand der Schienbeinkante.

KG 15 finden Sie an der Spitze des Processus xiphoideus, des sogenannten Schwertfortsatzes, am unteren Rand des Brustbeines.

KG 12 wird auch als »Mittlerer Kanal« bezeichnet und liegt auf der Mittellinie der Körpervorderseite genau auf halbem Weg zwischen Schwertfortsatz und Nabel. Menschen mit chronischem Magenleiden sind an dieser Stelle besonders schmerzempfindlich. Schon leichte Massage kann Erleichterung bringen.

Di 11 finden Sie am daumenseitigen Ende der Ellbogenfalte.

Um **B 20** zu finden, suchen Sie den Dornfortsatz des elften, also vorletzten, Brustwirbels. B 20 liegt vom unteren Rand zwei Querfinger seitlich.

B 21 ist der sogenannte »Zustimmungspunkt für den Magen« und liegt knapp unterhalb des Punktes B 20, nämlich zwei Querfinger seitlich des zwölften Brustwirbeldornfortsatzes. Diese Stelle wiederum ertasten Sie mühelos, denn der zwölfte Brustwirbelkörper hat nur noch ganz kurze Rippen.

Um **MP 9** zu finden, Setzen Sie sich auf einen Sessel und beugen Sie das Knie. Dann ertasten Sie an der Innenseite der Kniekehle einen Knochenvorsprung, der der oberen Verbreiterung des Schienbeines angehört. Genau unter diesem Knochenvorsprung liegt der – meist ohnedies deutlich empfindliche – Punkt MP 9. Seine Hauptwirkung entfaltet er bei Bauchschmerzen, Beinschwellungen, Blasenstörungen, Menstruationsproblemen (vor allem bei Schmerzzuständen vor und während der monatlichen Blutung, siehe S. 143) und bei Kniegelenkbeschwerden (siehe S. 107).

Bei **entzündlichen Veränderungen der Magenschleimhaut** (Gastritis) muss der Arzt feststellen, ob eine Übersäuerung vorliegt (hyperacide Gastritis), oder ob zu wenig Magensäure produziert wird (atrophische Gastritis). Bei zu viel Magensäure drücken Sie den Punkt **G 34** (genau unterhalb des Wadenbeinköpfchens an der Unterschenkelaußenseite). Appetitlosigkeit (siehe S. 140), Völlegefühl und Blähungen hängen häufig mit einer Störung der Gallenblasenfunktion zusammen. Über eine Stimulierung des Punktes G 34, der auf dem Gallen-Meridian liegt, kann Linderung erreicht werden.

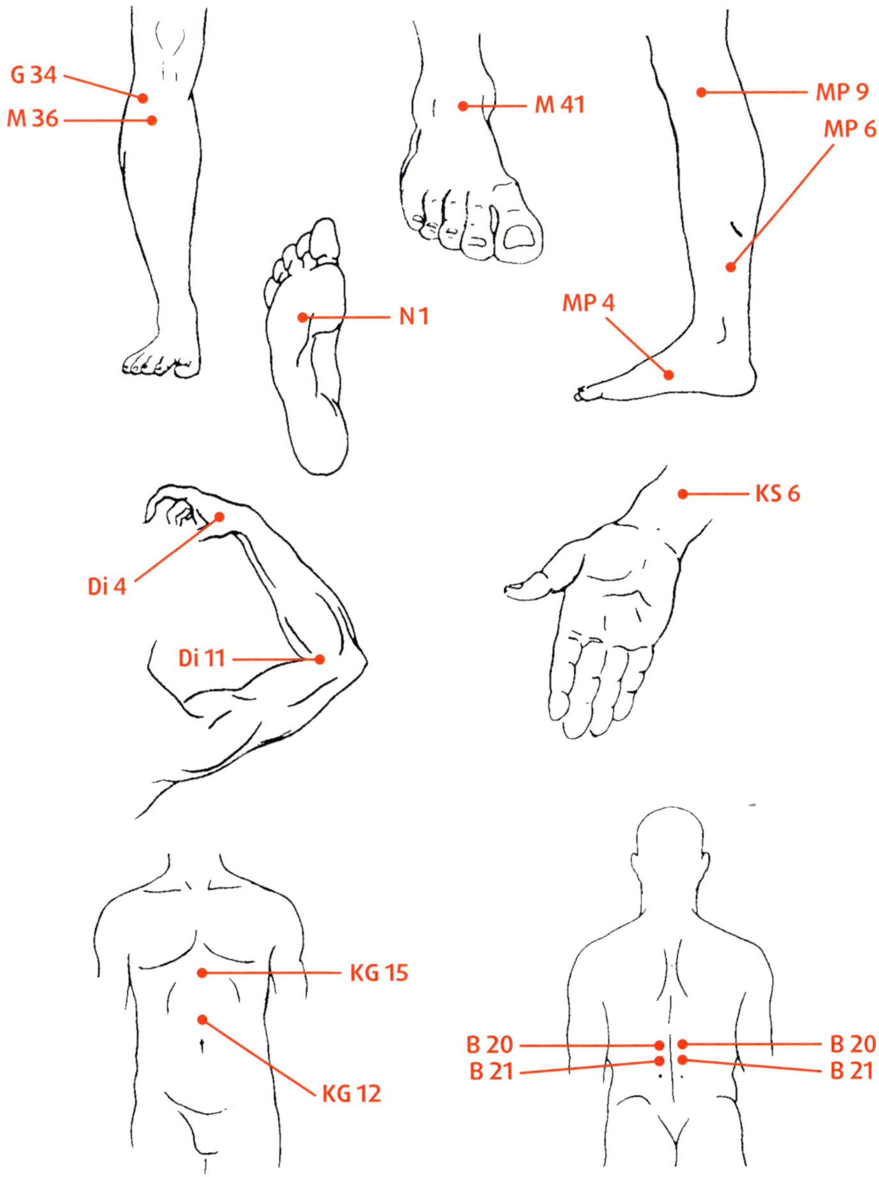
G 34
M 36
M 41
MP 9
MP 6
N 1
MP 4
KS 6
Di 4
Di 11
KG 15
KG 12
B 20
B 21
B 20
B 21

Bei mangelnder Magensäure – dies tritt vor allem bei älteren Menschen auf – drücken Sie den Punkt **M 36** (»Drei Meilen des Fußes«), der eine Handbreit unter der Kniescheibe und einen Querfinger seitlich außen liegt.

Setzen Sie als weiteres Hilfsmittel bei Magenbeschwerden eine Bürste mit Naturborsten ein: Massieren Sie damit den Magen- und den Milz-Pankreas-Meridian (siehe S. 18 f.) von den Zehen bis zum Knie. Der Milz-Pankreas-Meridian zieht von der Großzehe in Richtung Innenknöchel und von dort entlang der Schienbeininnenkante weiter nach oben. Der Magen-Meridian beginnt bei den Zehen und verläuft über den Vorderfuß an der vorderen Seite des Unterschenkels aufwärts.

Schmerz ist immer ein Warnsignal! Sind aber starke, **krampfartige Magenschmerzen** laut ärztlicher Diagnose nicht auf ernste Ursachen, die rasches Handeln erfordern, zurückzuführen, bringt das Drücken folgender Punkte rasche Linderung:

Di 4 finden Sie, wenn Sie Daumen und Zeigefinger fest gegeneinanderpressen. An der höchsten Stelle des Muskelwulstes, der sich daraufhin bildet, liegt der gesuchte Punkt.

KS 6 liegt drei Querfinger über der äußeren Handgelenksfalte in der Mitte zwischen Elle und Speiche. Der Punkt wirkt zusätzlich gegen Übelkeit und Brechreiz. Um die gewünschte Wirkung zu erzielen, müssen Sie in diesem Fall länger und kräftiger drücken.

Auch der Punkt **B 21** ist bei Magenkrämpfen meist empfindlich. Seine Stimulierung trägt zur raschen Krampfbeseitigung bei. B 21 befindet sich zwei Querfinger lateral vom unteren Rand des zwölften, also letzten, Brustwirbels.

Selbst große Tierfreunde werden einen **„Kater"** wenig schätzen. So nennt man vorwiegend in Österreich jenen unangenehmen Zustand, der sich nach einer feuchtfröhlichen Nacht am nächsten Morgen einstellt. Der Schädel „brummt", der Magen „rebelliert" – beides sind Auswirkungen übermäßigen Alkoholgenusses. Übelkeit und die meist damit verbundene Verspannung der Rückenmuskulatur lassen sich durch Massage der Punkte **B 20** und **B 21** beseitigen. Diese Punkte liegen in Höhe des elften bzw. zwölften Brustwirbeldornfortsatzes, zwei Querfinger seitlich davon.

Sie beginnen die Behandlung am besten damit, dass Sie den Punkt **N 1** (im vorderen Drittel der Fußsohle in einer Vertiefung) mit dem Daumen ziemlich stark hundertmal kreisförmig massieren. Dann drücken Sie mit beiden Daumen die Hinterseite des Unterschenkels mit kurzem Absetzen von der Achillessehne bis zur Kniekehle. Das hat eine stark beruhigende Wirkung. Anschließend drücken Sie **M41** (in der Mitte der Querfalte des Sprunggelenkes) und massieren vom Punkt **M36** (eine Handbreit unter der Kniescheibe, einen Querfinger seitlich außen) entlang der Schienbeinvorderkante, bis im Magen ein wohliges Gefühl entsteht. Das kann einige Minuten dauern. Bitten Sie zum Schluss einen Partner, am Rücken die Zonen **B20** und **B21** mit den Daumen mittelstark vibrierend zu massieren. Die mechanische Reizung dieser Punkte fördert über Nervenreflexe die Verdauungsfunktion und wirkt sich auf Muskelverspannungen positiv aus.

Betreiben Sie außerdem **Akupressur-Gymnastik:** Legen Sie auf einem Sessel sitzend beide Mittelfinger übereinander und platzieren Sie diese auf der Mitte des Oberbauches (zwischen Brustbein und Nabel). Üben Sie leichten Druck aus. Beim Einatmen neigen Sie sich nach hinten und beim Ausatmen gehen Sie in die aufrechte Position zurück.

Gallenkolik

Plötzlich einsetzende Schmerzen im rechten Oberbauch unter dem Rippenbogen können von der Gallenblase ausgehen und müssen rasch ärztlich abgeklärt werden. Als Überbrückungsmaßnahme gegen diese krampfartigen, mitunter in das rechte Schulterblatt und den rechten Arm ausstrahlenden Schmerzen kann man den Punkt **G34** (unterhalb des Wadenbeinköpfchens) kräftig drücken. Die krampflösende Wirkung verschafft Erleichterung, bis ärztliche Hilfe eintrifft.

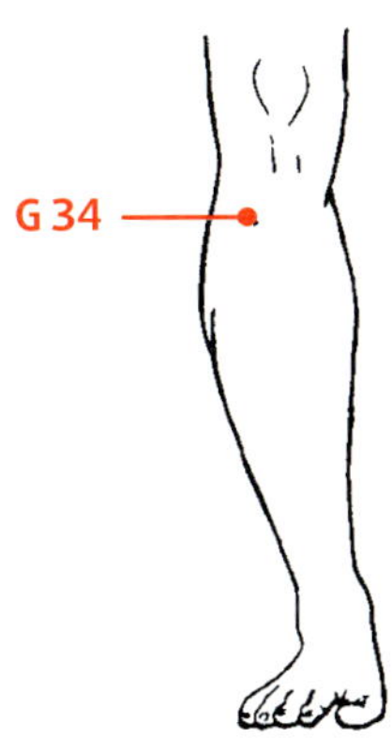

Verstopfung und Durchfall

Eine gestörte Verdauung ist eines der Zeichen unserer Zeit. Falsche Ernährung, Bewegungsmangel und Stress sind die Hauptursachen für Verstopfung und Durchfall. Beide Symptome können auch ernste Hintergründe haben und müssen daher ärztlich abgeklärt werden, vor allem dann, wenn die Beschwerden länger als einige Tage anhalten und mit Begleiterscheinungen wie Bauchkrämpfen, Stuhlverfärbung oder Übelkeit einhergehen. Die Chinesen betrachten Unregelmäßigkeiten in der Verdauung als ein Ungleichgewicht zwischen Yin und Yang. Das deckt sich durchaus mit der Meinung westlicher Mediziner, für die in der Mehrzahl der Fälle eine Störung des unbewussten Nervensystems als Ursache für Verdauungsprobleme gilt.

Entzündliche Veränderungen bedürfen ärztlicher Abklärung (Darmspiegelung!) und gezielter Diätmaßnahmen.

Erfahrungsgemäß leiden mehr Frauen als Männer an Verstopfung. Die Folgen sind nicht nur körperliches Unwohlsein, Müdigkeit, Kopfschmerz und Völlegefühl. Über eine Schädigung der Leber durch Giftstoffe, die über den Darm in die Leber gelangen, kann auch depressive Verstimmung eintreten. Dagegen helfen dann weniger Antidepressiva als vielmehr eine Beseitigung der Verdauungsprobleme.

Bei chronischer Verstopfung psychischen Ursprungs bewährt sich oftmals Baldriantee, dessen beruhigende Wirkung man ausnützt. Zwei Teelöffel zerkleinerter Baldrianwurzeln werden mit einem Viertelliter kaltem Wasser übergossen. Einen halben Tag stehen lassen, dann erwärmen und den Absud ungesüßt trinken.

Gegen Durchfall hilft Brombeerblättertee. Zwei gehäufte Teelöffel mit einem Viertelliter kochendem Wasser überbrühen und 15 Minuten ziehen lassen.

Es ist ein Mythos, dass man jeden Tag Stuhl haben muss. Nur alle zwei bis drei Tage auf die Toilette gehen zu müssen, kann völlig normal sein. Eine Woche keinen Stuhlgang zu haben, ist jedoch auf jeden Fall ein gestörtes Zustandsbild. Eine Dauerlösung und wirksame Vorbeugung gegen Verdauungsstörungen kann – falls keine organische Krankheit vorliegt – nur die Umstellung auf eine vernünftige Ernährung bringen.

Eine ganze Industrie lebt vom Verkauf **stuhlregulierender Mittel**. Abführmittel zeigen in den meisten Fällen sicher die gewünschte Wirkung, bringen aber keine Heilung, denn ein ohnedies bereits träge gewordener Darm wird durch diese Hilfe von außen nur noch träger! Die Wirkung der Abführmittel besteht hauptsächlich darin, den Stuhl weicher und für das Darmrohr durchgängiger zu machen. Die logische Konsequenz ist eine weitere Erschlaffung des Muskelmantels rund um den Darm und eine zusätzliche Verschärfung der ohnedies schon schwierigen Situation. Nur Maßnahmen, die die Wurzel des Problems erfassen, bewirken Heilung und damit eine Dauerlösung. **Verstopfung** reagiert oft schon nach kurzer Zeit positiv auf eine Umstellung der Ernährung. Nehmen Sie Ballaststoffe mit viel Flüssigkeit zu sich und betreiben Sie ein wenig Kreislauftraining (Laufen, Schwimmen, Rad fahren) – und schon funktioniert der Stuhlgang wieder.

Immer wieder wird als Ballaststoffzusatz zur Nahrung Weizenkleie empfohlen. Grundsätzlich ist dagegen nichts einzuwenden. Leider fehlt aber oft der Hinweis, dass die Kleie erst wirkt, wenn sie im Darm aufquillt. Das wiederum ist nur bei reichlicher Flüssigkeitszufuhr möglich. Andernfalls verklebt Kleie nur die Darmzotten und verstärkt eventuell sogar die Verstopfung!

Auch zahlreiche Hautprobleme stehen in einem engen Zusammenhang mit schlechter Verdauung. Eine gezielte Entschlackungskur bewirkt nachweislich auch eine klare Verbesserung des Hautbildes.

Durchfall wiederum kann die Folge einer akuten Beeinträchtigung des Verdauungssystems durch Gifte aus der Nahrung, sehr häufig aber auch Ausdruck einer seelischen Überbelastung sein. Nervosität, Angst vor Prüfungen usw. sind oft die Ursachen dafür. Sowohl chronische Durchfallneigung (bedingt durch eine Entzündung = Colitis oder einen Reizdarm = Colon irritabile) als auch Verstopfung können rein psychisch bedingt sein. Da setzen unter anderem die chinesischen Heilmethoden an: Sie bringen das unbewusste Nervensystem (im Grunde Yin und Yang) wieder ins Gleichgewicht und beseitigen damit die Ursache der Störung. Akupressur sollte daher ein unverzichtbarer Bestandteil der Behandlung sein.

Folgende Punkte sind für eine Regulierung der Verdauung zu massieren:

MP 3 liegt knapp hinter dem Zehengrundgelenk am inneren Fußrand in einem „Grübchen". Dieser Punkt wirkt sowohl gegen Verstopfung als auch gegen Durchfall und bewährt sich auch bei Magenschmerzen (siehe S. 131) und Blähungen.

M 41 befindet sich in der Mitte der Querfalte des Sprunggelenkes und ist auch gegen Zahnschmerzen, Kopfweh (siehe S. 64) und Schmerzen im Sprunggelenk wirksam.

M 25 ist der Alarmpunkt des Dickdarmes. Er liegt zwei Querfinger seitlich des Nabels.

M 27 finden Sie zwei Daumenbreit unter dem Punkt M 25.

Bei Durchfall empfiehlt es sich, auch den Punkt **MP 6** zu drücken. Er liegt eine Handbreit oberhalb des inneren Knöchels am hinteren Rand des Schienbeines. Der Punkt wird auch »Herr des Blutes« genannt, weil seine Stimulierung durchblutungsregulierende Wirkung im kleinen Becken und in der gesamten unteren Extremität hat.

Die Punkte auf dem Bauch sollen nicht gedrückt, sondern zwischen Daumen und Zeigefinger jeweils 30 Sekunden lang zusammengepresst werden. Behandeln Sie die Bauchpunkte gleichzeitig mit beiden Händen.

Sehr gut wirkt auch eine Massage der Fußsohlen. Gezielt massieren Sie die Fußreflexzonen am besten wie folgt: Beginnen Sie auf der rechten Sohle im Bereich der Ferse mit dem Daumen wellenförmig entlang der Linie zu massieren, wechseln Sie nach einigen Minuten zur linken Sohle über und beginnen Sie an der Fußinnenseite. Diese Massage macht man am besten abends nach einem entspannenden Bad.

Massieren Sie auch mit erwärmten Handflächen im Uhrzeigersinn mindestens hundertmal den Bauch. Beginnen Sie rechts unten, massieren Sie bis unter den Rippenbogen, dann waagrecht und schließlich auf der linken Seite wieder abwärts. Sie folgen auf diese Weise dem Verlauf des Dickdarmes und regen ihn zur stärkeren Eigenbewegung (Peristaltik) an.

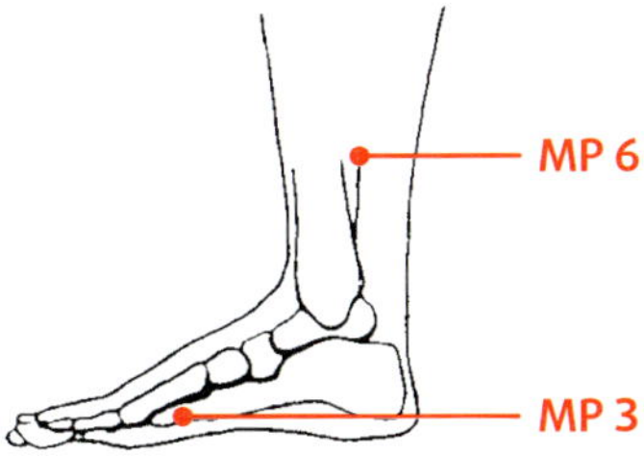
MP 6
MP 3

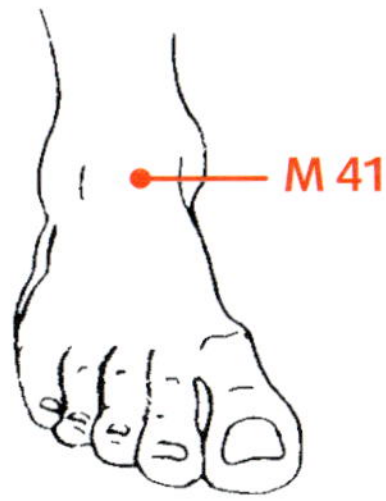
M 41

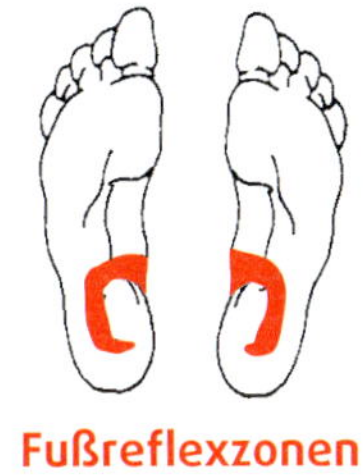
Fußreflexzonen

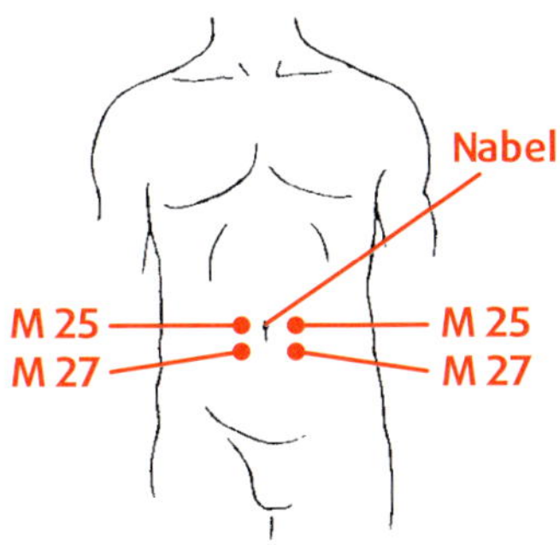
Nabel
M 25
M 25
M 27
M 27

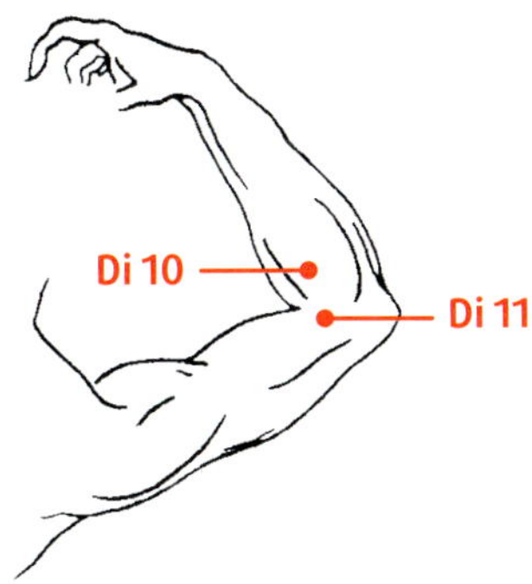
Di 10
Di 11

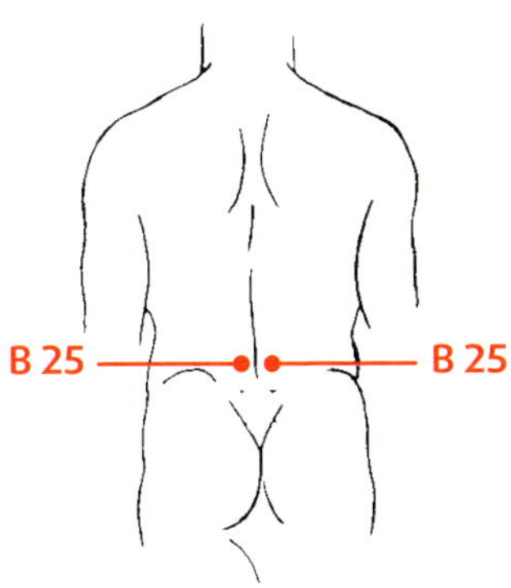
B 25
B 25

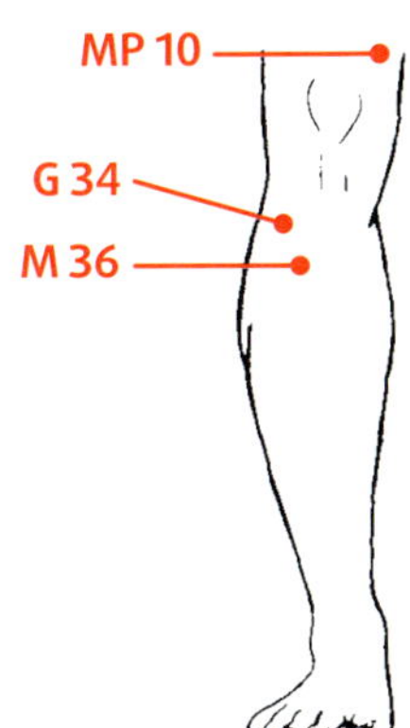
MP 10
G 34
M 36

Nun massieren Sie mit den Seiten der Zeigefinger etwa zwei Querfinger von der hinteren Mittellinie entfernt mit Auf- und Abwärtsbewegungen 20-mal das Kreuzbein.

Betreiben Sie gegen Darmstörungen auch **Akupressur-Gymnastik:** Setzen Sie sich hin, legen Sie die Mittelfinger auf die Punkte **M 27** (zwei Daumenbreit seitlich und unterhalb des Nabels) und üben Sie leichten Druck aus. Während des Ausatmens wird der Oberkörper nach vor geneigt. Platzieren Sie dann die Daumen auf den Punkten **B 25** (seitlich des vierten Lendenwirbeldornfortsatzes), atmen Sie ein und neigen Sie den Körper nach hinten. Bei jeder Bewegung langsam von eins bis vier zählen. Die Übung muss mehrmals wiederholt werden.

Jede Übung, die die Bauchmuskeln kräftigt, wirkt sich auch positiv auf die Verdauung aus. Legen Sie sich zum Beispiel flach auf den Rücken und heben Sie beide Beine gleichzeitig auf, wobei Sie versuchen, den Oberkörper möglichst auf dem Boden zu halten. Setzen Sie sich dann hin, heben Sie die Beine vom Boden ab und grätschen Sie sie 20-mal in der Luft, knapp über dem Boden.

Auch **Appetitlosigkeit** kann mit Akupressur beeinflusst werden. Drücken Sie dafür folgende Punkte:

G 34 liegt genau unter dem Wadenbeinköpfchen. Dieses ist auf der Unterschenkelaußenseite direkt unterhalb des Kniegelenkes fühlbar.

M 36 befindet sich eine Handbreit unter der Kniescheibe und einen Querfinger seitlich außen.

Di 11 finden Sie am daumenseitigen Ende der Ellbogenfalte.

Di 10 liegt zwei Querfinger unterhalb des Punktes Di 11 auf dem Unterarm.

MP 10 hat den Namen »Meer des Blutes" und ist mithilfe eines Partners einfach zu finden: Der Partner legt seine Hand auf Ihr Knie – rechte Hand auf rechtes Knie –, die Daumenspitze zeigt dann genau auf MP 10, der etwas oberhalb der Kniescheibe liegt. Seine Wirkung entfaltet der Punkt auch bei Menstruationsstörungen und allergischen Hauterkrankungen.

Hormone und Sexualität

Schilddrüsenüberfunktion

Schilddrüsenpatienten müssen unbedingt medikamentös richtig eingestellt sein! Beschwerden wie innere Unruhe (siehe S. 39), Herzklopfen (siehe S. 59), Schlaflosigkeit (siehe S. 39), Müdigkeit, erhöhter Gewichtsverlust, Haarausfall (siehe S. 77), Durchfall (siehe S. 136), Empfindlichkeit gegenüber Hitze sowie starkes Schwitzen lassen sich neben der ärztlichen Behandlung mit Akupressur symptomatisch lindern. Es kann auch das Ansprechen auf die Medikamente damit verbessert werden.

Gedrückt werden folgende Punkte:

H 7 (»Tor der Götter«) befindet sich auf der inneren Handgelenkquerfalte auf der Kleinfingerseite. Er ist ein beliebter Punkt zur Harmonisierung der Seele.

KS 6 (»Innere Schranke«) liegt drei Querfinger über der inneren Handgelenkquerfalte in der Mitte zwischen Elle und Speiche.

MP 6 finden Sie eine Handbreit oberhalb der Spitze des inneren Knöchels am hinteren Rand des Schienbeines.

N 6 liegt ein Cun unterhalb der Spitze des Innenknöchels.

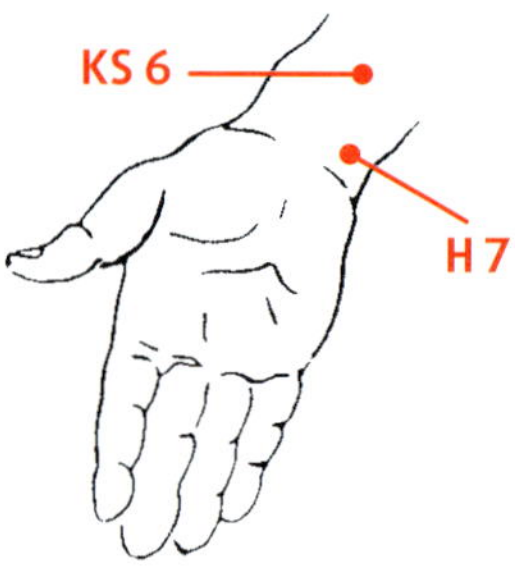

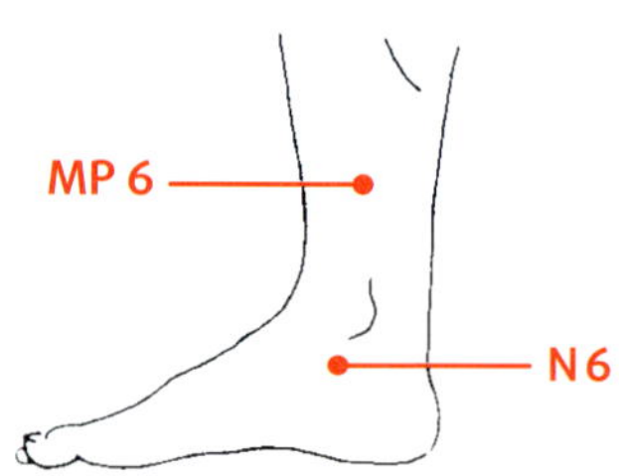

Regelschmerzen

Unterleibsschmerzen bzw. -krämpfe können vor, während und nach der Monatsblutung auftreten. Auch hier ist eine ärztliche Abklärung wichtig. Wenn der Arzt aber grünes Licht für die Selbstbehandlung gibt, ist Schmerzlinderung durch Akupressur zu empfehlen.

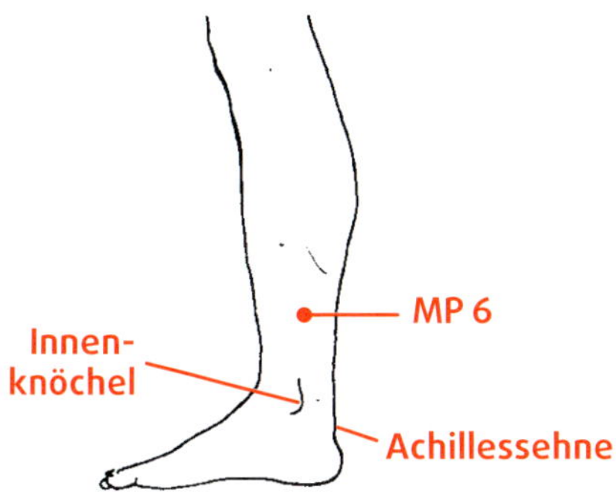

Vorbeugend sollen bereits einige Tage vor der Regelblutung oder eben bei Einsetzen der Beschwerden die Punkte **MP 6** (eine Handbreit über dem inneren Knöchel am Hinterrand der Schienbeinkante) und **Le 3** (in einer Vertiefung im Winkel zwischen Mittelfußknochen der ersten und der zweiten Zehe) jeweils 30 Sekunden gedrückt werden.

Wechselbeschwerden

Die vielfältigen Zustände des Unwohlfühlens, unter denen Frauen im Klimakterium, meistens zwischen dem 45. und dem 55. Lebensjahr, leiden, hängen neben der neuen hormonellen Situation auch mit Unregelmäßigkeiten des unbewussten Nervensystems zusammen. Bei jenen Frauen, die schon in früheren Jahren unter entsprechenden psychosomatischen Krankheiten gelitten haben, treten Wechselbeschwerden umso häufiger auf.

In erster Linie ist jedoch die erwähnte hormonelle Umstellung Ursache des Menopause-Syndroms. Der Wechsel beginnt mit einem unregelmäßigen Menstruationszyklus. Irgendwann hören die monatlichen Blutungen völlig auf. Innerhalb eines Jahres nach der letzten Blutung stellen die Eierstöcke ihre Funktion weitgehend ein. Es entsteht ein „Durcheinander" im Hormonhaushalt, gepaart mit Symptomen wie Hitzewallungen, Kopfschmerzen, Angstzuständen, Depressionen, rheumatischen Beschwerden, Appetitlosigkeit, Schweißausbrüchen, Kältegefühl, Magenschmerzen, Unterleibsbeschwerden, starker Nervosität und vielem mehr. Über eine mögliche und in sehr vielen Fällen recht sinnvolle Hormonersatztherapie berät der Gynäkologe.

Eine **gesunde Lebensweise** wirkt sich bei Wechselbeschwerden grundsätzlich überaus positiv aus. Die Erfahrung lehrt, dass Frauen, die nicht rauchen, viel Bewegung machen und sich vernünftig ernähren, von solchen Störungen in weit geringerem Ausmaß betroffen sind. Da man in dieser Lebensphase zum Fettansatz neigt, muss zum Beispiel am besten täglich Sport auf dem Programm stehen. Nur viel Bewegung ist ein Garant für die Erhaltung des gewünschten Gewichtes. Natürlich kommen Frauen um den Wechsel nicht herum. Es gibt jedoch Möglichkeiten, diesen Übergang erträglicher zu machen!

Die Chinesen empfehlen Frauen in den Wechseljahren tägliches Bürsten der Innenseite der Beine von unten nach oben bis zum Bauch. Es kann auch mit der Hand kräftig gestrichen werden. Anschließend die Rückseite der Beine und das Kreuz massieren bzw. bürsten.

Außerdem sind folgende Punkte zur Erleichterung der Wechselbeschwerden zu drücken:

MP 6 liegt eine Handbreit oberhalb der Spitze des inneren Knöchels am Hinterrand des Schienbeines.

MP 9 befindet sich an der Innenseite des Knies, knapp unterhalb des Schienbeinvorsprunges.

N 6 finden Sie knapp unter dem Innenknöchel.

Um **Di 4** (»Meisterpunkt gegen viele Schmerzen«) zu finden, pressen Sie Daumen und Zeigefinger fest gegeneinander. An der höchsten Stelle des Muskelwulstes, der sich daraufhin bildet, liegt der gesuchte Punkt. Drücken Sie ihn gegen den Mittelhandknochen in der Verlängerung des Zeigefingers.

G 3 liegt einen Querfinger oberhalb des oberen Randes des Jochbeines.

B 23 befindet sich auf Höhe des zweiten Lendenwirbeldornfortsatzes, zwei Querfinger seitlich der hinteren Mittellinie. Suchen Sie den vierten Lendenwirbeldornfortsatz in Höhe des Beckenoberrandes und zählen Sie dann zwei Knochenzacken nach oben.

B 32 entspricht dem zweiten Sakralloch, liegt also auf dem Kreuzbein.

M 25 finden Sie zwei Querfinger seitlich des Nabels.

Die erwähnten Punkte MP 9 und MP 6 sollen jeden zweiten Tag rund 30 Sekunden lang erwärmt werden.

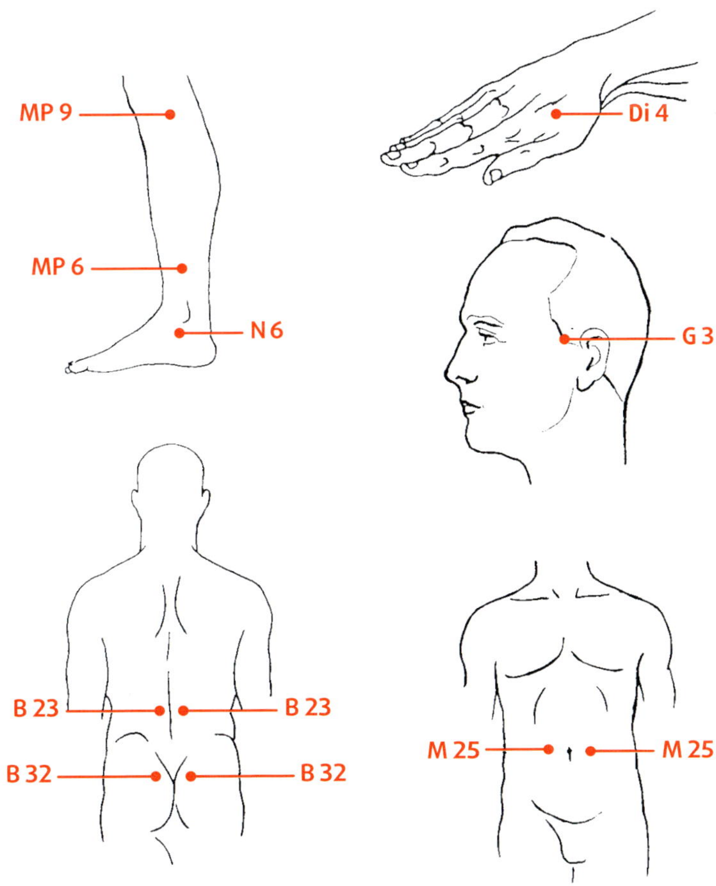

Potenzstörungen

Erektile Dysfunktion liegt dann vor, wenn die Erektion nicht oder nur unzureichend eintritt bzw. nicht lange genug gehalten werden kann. Diese Störung wird in Zusammenarbeit von Gynäkologen, Andrologen, Urologen, Psychiatern, Neurologen und Internisten diagnostiziert. Betroffen sind Männer aller Altersstufen, die Wahrscheinlichkeit einer erektilen Dysfunktion steigt aber mit höherem Alter.

Für die Erektion ist die intakte vegetative Nervenversorgung (Parasympathikus und Sympathikus) des Genitalorgans wichtig. Nach Operationen im Beckenbereich (Prostata, Gefäße, Harnblase, Enddarm etc.) und auch bei Querschnittslähmung können solche für die Erektion so wichtigen vegetativen Nerven geschädigt sein und deshalb eine Erektionsstörung verursachen. Da die vegetativen Nerven sehr eng mit der Psyche in Wechselbeziehung stehen, kann die Erektion auch durch psychische Einflüsse gestört sein wie Minderwertigkeitsgefühle, Ängste, Probleme in der Partnerschaft, Versagensängste etc.

Anhaltende, aber auch zeitweise auftretende Erektionsstörungen sind jedoch auch oft frühe Anzeichen für Zuckerkrankheit, Gefäßstörungen oder schwere neurologische und innere Erkrankungen. Potenzprobleme sind also unbedingt als Alarmsignal zu sehen und geben Anlass zu einer gründlichen Untersuchung!

Schließlich können bestimmte Medikamente wie Antidepressiva, Neuroleptika, Parkinsonmittel, Bluthochdruckmittel, Digitalis und Zytostatika (Mittel für die Krebsbehandlung) Potenzstörungen verursachen. Setzen Sie diese bitte niemals ohne ärztliches Einverständnis ab, sondern informieren Sie den Behandler über Ihre Beschwerden, er wird eine gute Lösung für Sie finden! Dass auch Drogen wie Alkohol und Suchtgifte Libido und Erektionsfähigkeit nachhaltig negativ beeinflussen, ist eine unwiderlegbare Tatsache.

Die Behandlung von Erektionsstörungen wird heute hauptsächlich von Fachärzten für Urologie angeboten. Zur Verfügung stehen hochwirksame Medikamente, sogenannte PDE-5-Hemmer, zu denen auch „Viagra" gehört. Von der unkontrollierten Anwendung diverser Potenzmittel wird dringend abgeraten!

Haben diese Medikamente nicht die gewünschte Wirkung, so kann fachärztlich, später auch vom Patienten selbst, mit Injektionen (z. B. Papaverin) in den Schwellkörper beim Großteil der Betroffenen eine Erektion erreicht werden.

Zu den Sexualstörungen gehört auch nachlassende oder **fehlende Libido**, also sexuelles Verlangen. Davon sind auch Frauen („Frigidität“) überaus häufig betroffen. Die Libido wird hauptsächlich von der Psyche und durch Hormone gesteuert. Depressionen und partnerschaftliche Probleme können eine Verminderung des sexuellen Verlangens verursachen. In solchen Fällen sind eine medikamentöse, antidepressive Behandlung und eine Psychotherapie notwendig und effektiv. Ist allgemeine Erschöpfung der Grund für die verminderte Libido, dann liegt die Lösung des Problems schlicht und einfach in ausreichender Erholung. Auch die aktive Selbsthilfe des Patienten mit Entspannungsübungen, Akupressur bzw. die ärztliche Hilfe mit Akupunktur kann viel Positives dazu beitragen.

In vielen Fällen von seelischen oder körperlichen Erschöpfungszuständen kann Ginseng hilfreich sein. In Asien wird Ginseng im höheren Alter ausdrücklich empfohlen, aber weniger als direktes Potenzmittel als zur allgemeinen Stärkung, was sich immer auch günstig auf die Potenz auswirkt.

Die chinesische Medizin befasst sich intensiv mit Potenzstörungen. TCM-Ärzte lehnen es ab, voreilig von „Impotenz“ zu sprechen. Sie untersuchen eingehend den sexuellen Rhythmus sowohl bei Männern als auch bei Frauen und kommen erst dann zu einer Diagnose. Die sexuelle Aktivität hängt ihrer Ansicht nach von Alter, Geschlecht, Tageszeit, Jahreszeit, aktueller körperlicher und psychischer Verfassung und vielen anderen Faktoren, wie auch einem Gleichgewicht zwischen Yin und Yang, ab.

Das Behandlungskonzept ist ganzheitlich und beinhaltet neben Akupunktur, Akupressur, Selbstmassage, Moxibustion, chinesischer Massage und Atem-Entspannungsübungen auch reflextherapeutische und psychotherapeutische Techniken (etwa Qigong, eine alte Meditationstechnik).

Bei länger bestehender Erektionsschwäche, vorzeitigem Samenerguss oder nur kurz (weniger als zwei Minuten) anhaltender Erektion (oft verbunden mit Müdigkeit, Niedergeschlagenheit, Ein- und Durchschlafstörungen, Appetitlosigkeit, Kopfschwindel, Augenflimmern, Konzentrationsstörungen, Depressionen, Kreuzschmerzen und blasser Gesichtsfarbe) wird die Akupressur gezielt eingesetzt – vorausgesetzt freilich, dass keine urologische, internistische, neurologische oder psychiatrische Krankheit vorliegt.

Je nach Typ der Potenzstörung werden verschiedene Punkt-Kombinationen angewendet:

- Der **Typ „Nierenschwäche"** ist gekennzeichnet durch Impotenz, Vertigo (Schwindel), Tinnitus, Gedächtnisstörung, Konzentrationsstörung, Depression, kalte Hände und Füße, blasse Gesichtsfarbe, dünnen und weißlichen Zungenbelag, blassen Zungenkörper und zarten Puls. Drücken Sie die Punkte **B 23**, **LG 4**, **KG 4**, **KG 2** und **MP 6**. Bei Appetitstörung kann zusätzlich der Punkt **M 36** und bei Vertigo **G 20** hilfreich sein.
- Beim **Typ „Psychovegetative Dysregulation"** treten folgende Symptome auf: Impotenz, wenig Appetit, Depression, unruhiger Schlaf, Palpitationen (Herzklopfen), Ängste, Kurzatmigkeit, starkes Schwitzen, dünner und weißlicher Zungenbelag und zarter Puls. Drücken Sie die Punkte **B 15**, **B 20**, **M 36**, **MP 6** und **KG 4**. Bei Schlafstörungen massieren Sie zusätzlich **H 7** und **KS 6** oder **B 15**, **B 23**, **KG 6**, **H 7** und **MP 6.**
- Der **Typ des „kräftigen jungen Mannes"** ist gekennzeichnet durch unzureichende bzw. schwache Erektion. Folgende Punkte helfen Ihnen: **B 23**, **LG 4**, **B 32**, **KG 4**, **MP 6**, **Le 2** oder **Le 3**.
- Beim **Typ des „müden jungen Mannes"** treten neben unzureichender bzw. schwacher Erektion noch Vertigo, Niedergeschlagenheit, Depression, weiche Knie, Kreuzschmerzen und zarter Puls auf. Massieren Sie die Punkte **KG 4**, **KG 6**, **M 36** und **N 3** oder **B 23**, **LG 4**, **B 26** und **MP 6**.

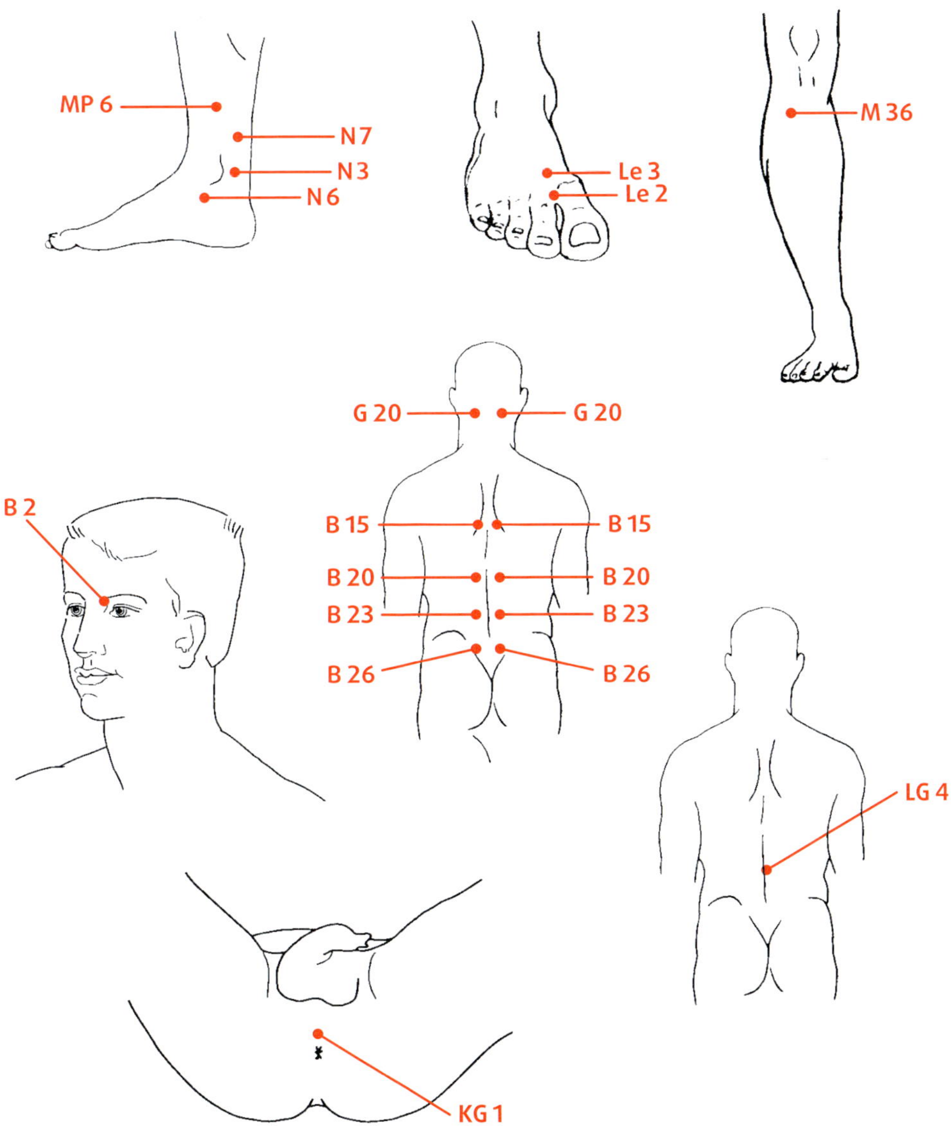
MP 6
N 7
N 3
N 6
Le 3
Le 2
M 36
G 20
G 20
B 2
B 15
B 15
B 20
B 20
B 23
B 23
B 26
B 26
LG 4
KG 1

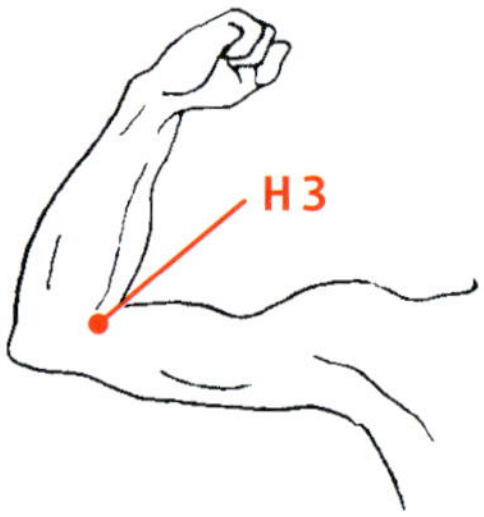
H 3

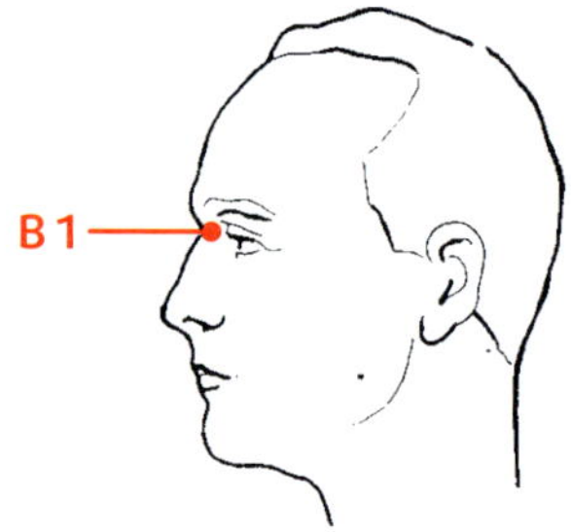
B 1

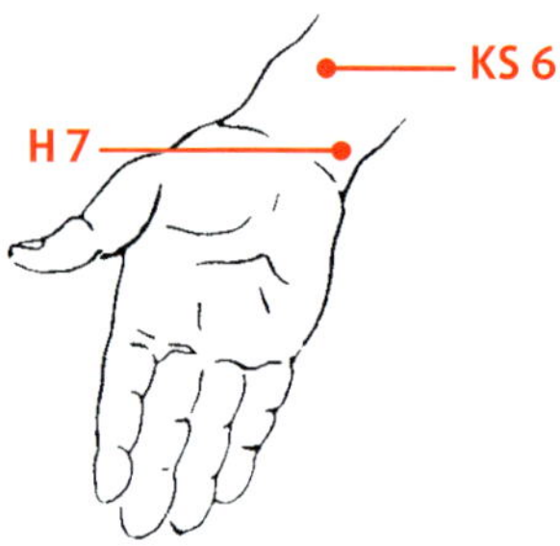
KS 6
H 7

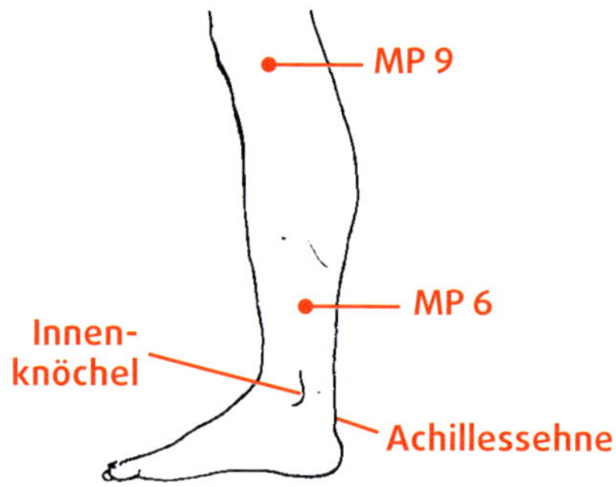
MP 9
MP 6
Innen-
knöchel
Achillessehne

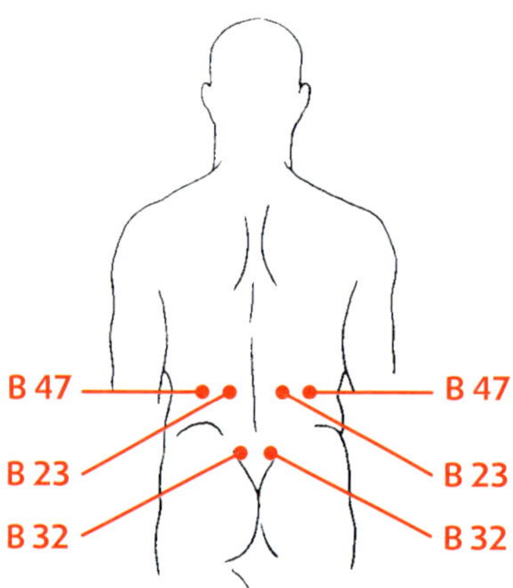
B 47
B 47
B 23
B 23
B 32
B 32

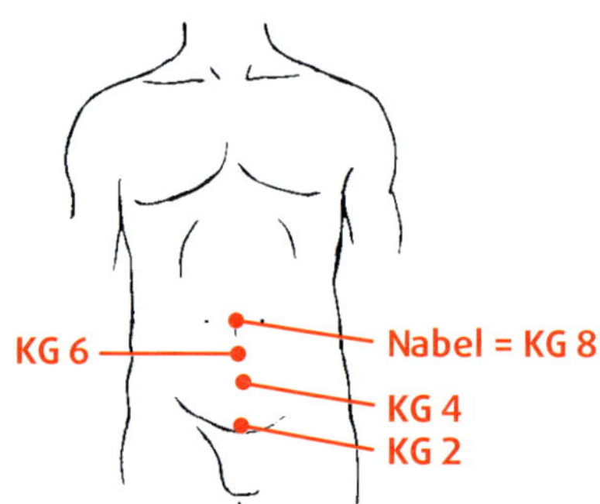
Nabel = KG 8
KG 6
KG 4
KG 2

So finden Sie die Punkte, deren Massage Ihnen bei Potenzstörungen helfen kann:

B 1 liegt im inneren Augenwinkel am Beginn des Tränenganges.

B 2 finden Sie am inneren Ende der Augenbraue.

B 15 befindet sich in der Nähe des fünften Brustwirbeldornfortsatzes, zwei Querfinger lateral der hinteren Mittellinie. Neigen Sie den Kopf nach vorn und ertasten Sie hinten im Nacken in Schulterhöhe eine besonders herausragende Knochenerhebung. Es ist der Dornfortsatz des siebenten Halswirbels. Zählen Sie einfach fünf Fortsätze nach unten und Sie finden den gesuchten Knochenvorsprung.

B 20: Suchen Sie den Dornfortsatz des elften, also vorletzten, Brustwirbels. B 20 liegt vom unteren Rand zwei Querfinger seitlich.

B 23 liegt zwei Querfinger lateral vom unteren Rand des zweiten Lendenwirbeldornfortsatzes.

B 26 befindet sich zwei Querfinger lateral vom unteren Rand des fünften Lendenwirbeldornfortsatzes.

B 32 entspricht dem zweiten Sakralloch, liegt also auf dem Kreuzbein.

B 47 befindet sich auf Ebene des Dornfortsatzes des zweiten Lendenwirbels, vier Querfinger seitlich der Mittellinie.

G 20 liegt hinter dem Ohr, knapp innen neben dem Warzenbein.

H 3 finden Sie am Ende der Ellbogenfalte auf der Kleinfingerseite.

H 7 liegt auf der inneren Handgelenkquerfalte auf der Kleinfingerseite.

KG 1 befindet sich zwischen After und Hodensack.

KG 2 liegt in der Mitte des Schambeinoberrandes.

KG 4 befindet sich vier Fingerbreit unter dem Nabel.

KG 6 liegt einen Daumenbreit unter dem Nabel.

KG 8 ist der Nabel.

KS 6 finden Sie drei Querfinger über der inneren Handgelenksfalte in der Mitte zwischen Elle und Speiche.

Le 2 befindet sich etwa einen halben Zentimeter hinter der „Schwimmhaut" zwischen erster und zweiter Zehe.

Le 3 ist etwas oberhalb von Le 2 zu finden in einer Vertiefung im Winkel zwischen dem Mittelfußknochen der ersten und der zweiten Zehe.

LG 4 liegt unter dem Dornfortsatz des zweiten Lendenwirbels. Hier müssen Sie zuerst den vierten Lendenwirbeldornfortsatz suchen, der in Höhe des oberen Beckenrandes liegt.

M 36 befindet sich eine Handbreit unter dem Unterrand der Kniescheibe und einen Fingerbreit außen neben dem Schienbein.

MP 6 liegt eine Handbreit über dem inneren Knöchel am Hinterrand der Schienbeinkante.

MP 9 finden Sie bei gebeugtem Knie genau unter dem inneren Knochenvorsprung des Unterschenkels.

N 3 befindet sich zwischen Innenknöchel und Achillessehne.

N 7 liegt drei Querfinger oberhalb von N 3, etwa einen Querfinger vom hinteren Rand des Schienbeines entfernt.

Eine weitere Selbsthilfemaßnahme ist die folgende Eigenmassage:

- Mit dem Daumen je 30–60 Sekunden lang auf **KG 8**, **KG 4** und **KG 2** drücken.
- Mit der Hand am Unterbauch im und gegen den Uhrzeigersinn jeweils 30-mal kreisen.
- Mit den Händen beiderseits der Lendenwirbelsäule 60-mal oder bis zur lokalen Erwärmung auf und ab massieren.
- Insgesamt dreimal mit beiden Handflächen das Glied drücken und drehen, dann an der Eichel halten und nach vorne ziehen.
- Mit beiden Händen den Hodensack halten, leicht zusammendrücken und dann die Hoden 50-mal mit den Händen leicht klopfen.
- Den Anus zusammenziehen, kurz halten, dann locker lassen. Diese Übung 15-mal und nicht zu schnell durchführen.
- Mit dem Mittelfinger **KG 1** 30-mal kreisend drücken.

Vorzeitiger Samenerguss (Ejaculatio praecox) ist nervlich oder durch organische Leiden bedingt (Prostata, Rückenmark, Harnröhre etc.). Diese Störung ist häufiger als die erektile Dysfunktion und laut TCM leichter zu behandeln. Das Konzept der Behandlung ist aber ähnlich. Für die Akupressur werden wieder verschiedene Typen des vorzeitigen Samenergusses unterschieden:

- Beim **Typ „Erschöpfung“** drücken Sie **KG 1**, **MP 6**, **KG 6**, **LG 4** und **B 23**.
- Der **Typ „Verdauungsprobleme“** geht einher mit weichem Stuhl. Zur Linderung der Beschwerden drücken Sie **KG 1**, **B 20**, **B 15**, **M 36** und **MP 9**. Bei starken Ängsten hilft zusätzlich **B 47**.
- Der **Typ „leicht erregbar“** zeichnet sich aus durch innere Unruhe, Schlafstörungen und Kreuzschmerzen. Hier hilft Druck auf die Punkte **N 3**, **N 7**, **B 23**, **B 15**, **H 7** und **H 3**.

Eine gute Möglichkeit zur Behandlung des vorzeitigen Samenergusses ist auch folgende Selbstmassage:

- Jeweils für 30 Sekunden im Kopfbereich die Punkte **B 2** und **B 1** drücken, dann mit den Zähnen klappern, den Nasenrücken reiben, mit den Händen das Gesicht massieren und sich mit den Fingern kämmen.
- Je fünfmal die Brust in Querrichtung reiben, von der rechten Schulter zum linken Rippenbogen und dann von der linken Schulter zum rechten Rippenbogen reiben. Anschließend Oberbauch und Unterbauch je fünfmal reiben. Danach noch am Rücken, beiderseits der Wirbelsäule, vom Rippenbogen zum Gesäß je zehnmal streichen.
- Die Beine (besonders die Fußsohlen) und die Arme vom Rumpf in Richtung Finger bzw. Zehen drücken und reiben.
- Die Partnerin stimuliert mehrmals mit den Händen den Penis bis knapp vor die Ejakulation. Die Reizschwelle der sexuellen Erregbarkeit des Mannes wird dadurch erhöht.
- Beim Geschlechtsverkehr zieht die Frau Hoden und Hodensack leicht nach unten. Damit wird die sexuelle Erregbarkeit des Mannes gedämpft und die Ejakulation verzögert.

Prostataprobleme

Eine **Entzündung** der Prostata kann sich u.a. in Unterleibsschmerzen, vermehrtem Harndrang, Müdigkeit und einem gestörten Sexualleben äußern. Meistens ist trotz der Entzündung der Laborbefund unauffällig und der Harn normal, weil Prostataentzündungen nur selten durch Bakterien verursacht werden. Die Entzündung kann chronisch werden.

Neben den ärztlichen Maßnahmen bewährt sich der Druck auf die Punkte Le 5 und N 5.

Le 5 liegt auf der Innenseite des Unterschenkels sechs Querfinger oberhalb des Innenknöchels.

N 5 finden Sie einen Fingerbreit unter N 3, der zwischen dem hinteren Rand des Innenknöchels und der Achillessehne liegt.

In fortgeschrittenem Alter tritt sehr häufig eine **gutartige Vergrößerung** der Prostata auf. Sie geht einher mit mehrmaligem Harndrang nachts, zeitweisem Harnverhalten und einem abgeschwächten Harnstrahl. Faktoren, die eine vergrößerte Prostata begünstigen, sind Übergewicht, Rauchen und Bewegungsmangel. Hier ist natürlich zuerst anzusetzen. Der Arzt kann auch entsprechende Medikamente verordnen.

Akupressur unterstützt dabei mit folgenden Punkten:

KG 2 befindet sich in der Mitte des Schambeinoberrandes.

MP 6 liegt eine Handbreit oberhalb der Spitze des inneren Knöchels am hinteren Rand des Schienbeines.

KG 9 finden Sie einen Fingerbreit über dem Nabel.

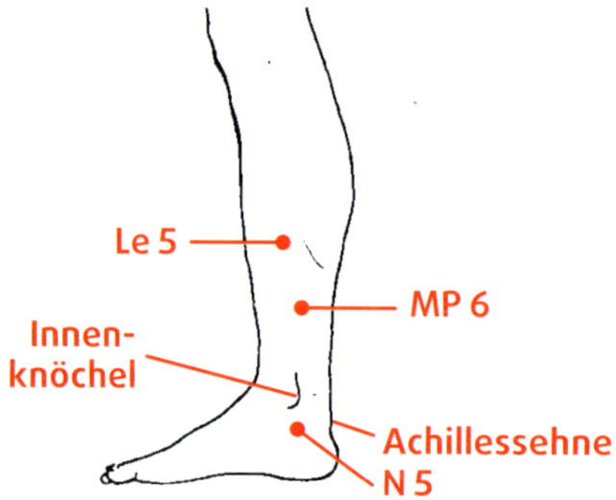

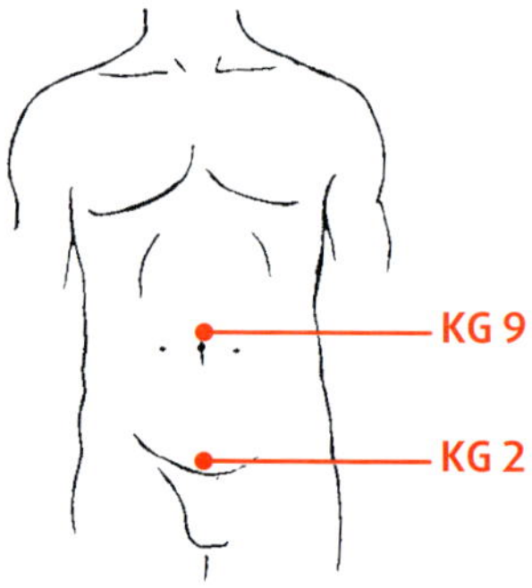

Akupressur für ältere Menschen und chronische Schmerzen

Akupressur für ältere Menschen

Ein treffender Satz aus dem modernen China lautet: „Bis zum 40. Lebensjahr wird unter Einsatz der Gesundheit Geld verdient. Danach wird die Gesundheit mit Geld zurückgekauft!"

Dementsprechend hat es Sinn, typischen Altersbeschwerden rechtzeitig vorzubeugen! Mit dem Alter tritt ja eine Vielzahl an gesundheitlichen Störungen auf. Sie reichen von Depressionen und Nervenstörungen über Rheuma, Osteoporose und eine Einschränkung der Beweglichkeit bis zu Bluthochdruck, Altersdiabetes (Typ II), Durchblutungsproblemen, Verdauungsschwierigkeiten und erhöhte Infektanfälligkeit. Geschulte Tuina-Therapeuten können hier viel Positives bewirken.

Aber auch Selbsthilfe ist möglich. Behandelt werden verschiedene Zonen. Beugen Sie durch tägliche, fünfminütige Massage der genannten Punkte gezielt vor:

Kopf:

Der Kopf ist, wie in der westlichen Medizin, auch nach der TCM die Kommandozentrale. Seelisches und körperliches Wohlbefinden hängen vom Funktionieren des Kopfes ab. Massieren Sie zunächst täglich mehrmals mit allen fünf Fingern wie mit einem Kamm die Kopfhaut. Drücken Sie dann für je zwei Minuten die Punkte G 20, Di 4 und Le 3.

G 20 (»Teich des Windes«) liegt hinter dem Ohr, knapp innen neben dem Warzenbein.

Di 4 (»Meisterpunkt gegen viele Schmerzen«) finden Sie, wenn Sie Daumen und Zeigefinger fest gegeneinanderpressen. An der höchsten Stelle des Muskelwulstes, der sich daraufhin bildet, liegt der gesuchte Punkt. Drücken Sie ihn gegen den Mittelhandknochen in der Verlängerung des Zeigefingers.

Le 3 liegt in einer Vertiefung im Winkel zwischen Mittelfußknochen der ersten und der zweiten Zehe.

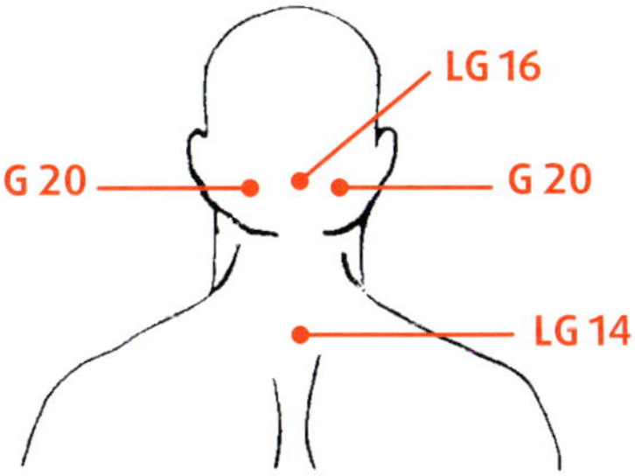
LG 16
G 20
G 20
LG 14

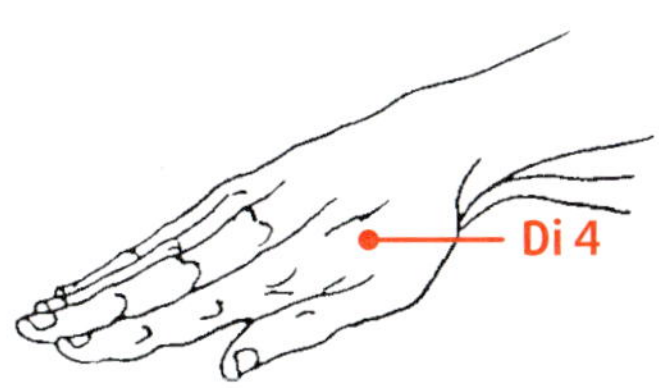
Di 4

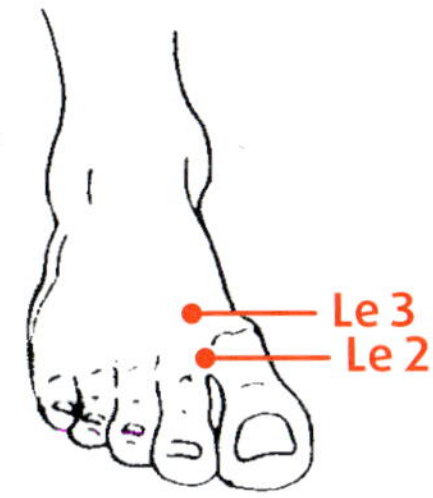
Le 3
Le 2

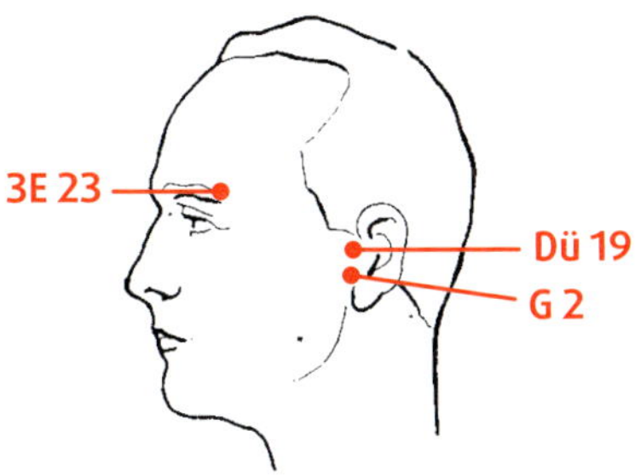
3E 23
Dü 19
G 2

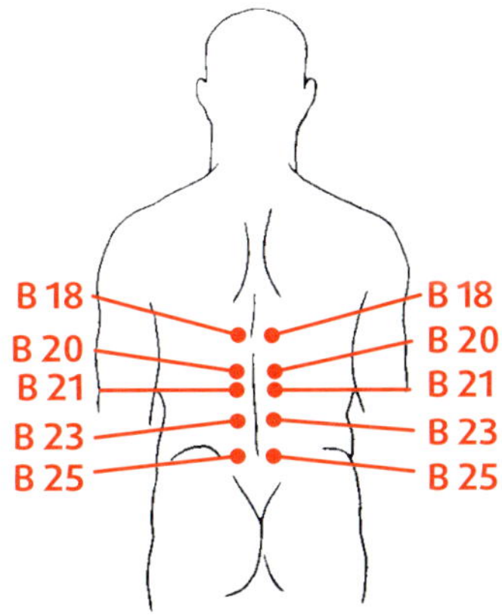
B 18
B 18
B 20
B 20
B 21
B 21
B 23
B 23
B 25
B 25

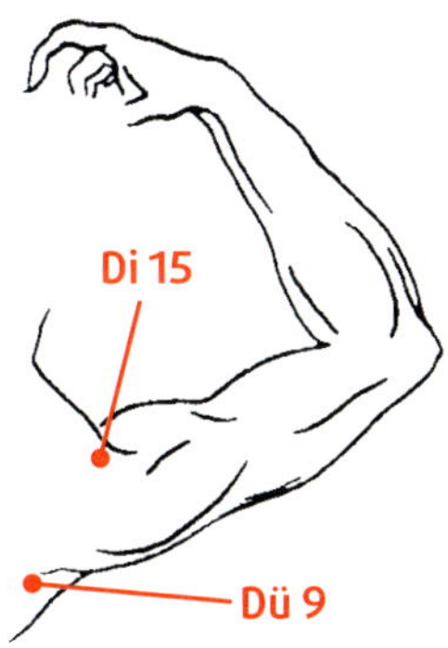
Di 15
Dü 9

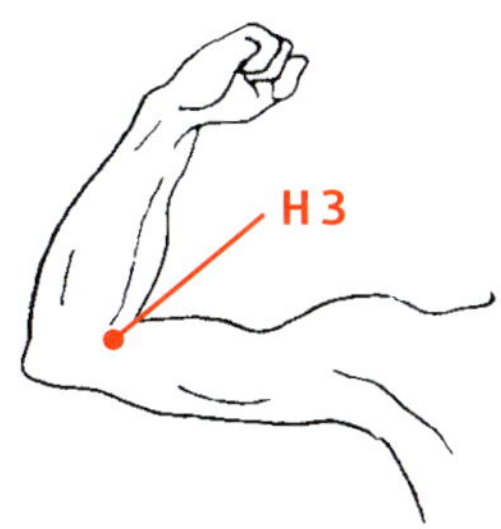
H 3

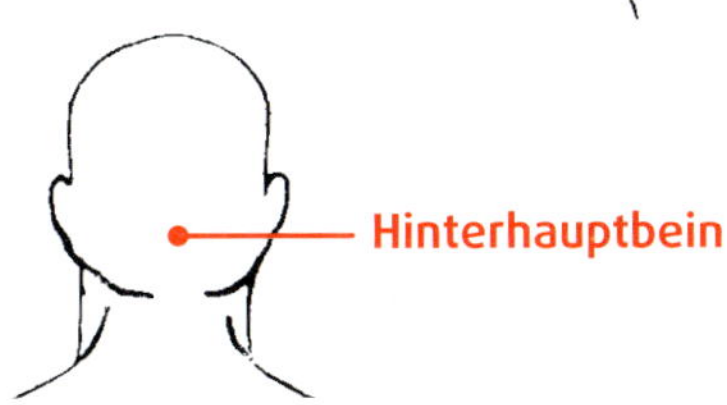
Hinterhauptbein

Ohr:

Die drei vor dem Ohr liegenden Punkte Dü 19, 3E 23 und G 2 sowie B 23 im Nierenbereich werden je zwei Minuten lang massiert.

Dü 19 liegt in einer Vertiefung zwischen Tragus und Mandibulargelenk.

3E 23 befindet sich am lateralen Ende der Augenbraue.

G 2 finden Sie bei offenem Mund im Grübchen vor der Incisura intertragica. Es pulsiert hier die Arteria temporalis superficialis.

B 23 liegt zwei Querfinger lateral vom unteren Rand des zweiten Lendenwirbeldornfortsatzes.

Machen Sie auch folgende zusätzliche Übung: Klopfen Sie sanft mit den Fingern auf das **Hinterhauptbein** über den Paukenhöhlen. Beide äußeren Gehörgänge werden dabei mit den Handtellern zugedeckt. Die Mittelfinger liegen auf dem Hinterhauptbein. Pro Sekunde klopft man mit den Zeigefingern zweimal auf das Hinterhauptbein. Legen Sie zu diesem Zweck die Zeigefinger auf die Mittelfinger und lassen Sie die Zeigefinger richtiggehend „herunterschnalzen".

Halswirbelsäule:

Die Halswirbelsäule ist ein sehr beweglicher und zarter Abschnitt der Wirbelsäule. Sie reagiert auf körperliche und psychische Überanstrengungen oft mit muskulärer Verkrampfung und Fehlhaltung. Das führt zu örtlichen Schmerzen, aber auch häufig zu Kopfweh. Folgende Punkte können Abhilfe schaffen:

LG 14 (»Spinne«) liegt unter dem siebenten Halswirbeldornfortsatz.

B 11 befindet sich zwei Querfinger lateral vom unteren Rand des ersten Brustwirbeldornfortsatzes.

LG 16 finden Sie am Hinterkopf, ein Cun innerhalb des Haaransatzes in einem Grübchen unter dem Protuberantia occipitale.

Ergänzen Sie die Akupressur durch regelmäßige heilgymnastische Übungen!

Schulter:

Die Schulter ist empfindlich auf Kälte und Zugluft. Folgende Punkte dienen ihrer Stärkung:

Di 15 (»Schulterknochen«) liegt seitlich am Schulterende.

Dü 9 finden Sie bei herabhängendem Arm zwei Querfinger über dem oberen Ende der hinteren Achselfalte.

Auch hier helfen Lockerungsübungen und Heilgymnastik.

Brust und Bauch:

Drücken Sie zur Stärkung der Brust und des Bauches folgende Punkte:

KG 17 (»Meisterpunkt für die Atmung«) liegt zwischen den Brustwarzen genau in der Mitte des Brustbeines.

Le 14 finden Sie auf der Mamillarlinie im sechsten Zwischenrippenraum bzw. zwei Querfinger unter der Brustwarze.

KS 6 (»Innere Schranke«) befindet sich zwei Querfinger oberhalb der inneren Handgelenkquerfalte in der Mitte zwischen Elle und Speiche.

Le 3 liegt in einer Vertiefung im Winkel zwischen Mittelfußknochen der ersten und der zweiten Zehe.

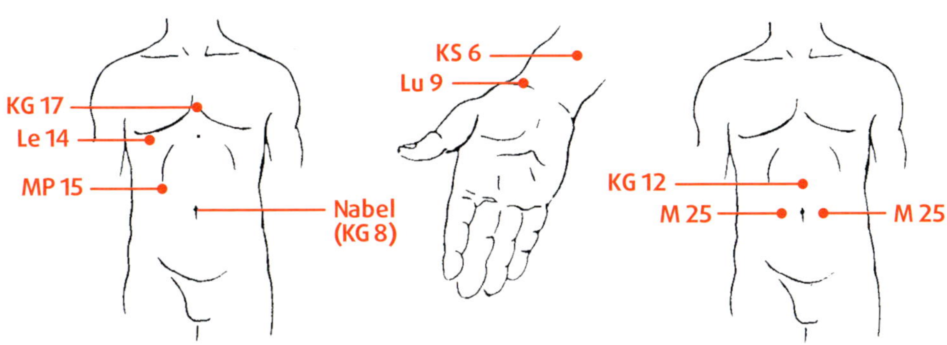

Kreuz:

Das Kreuz ist eine Vitalitätsquelle, die in der TCM als der „Ofen des Lebens" bezeichnet wird. Folgende Punkte dienen seiner Stärkung:

B 23 finden Sie zwei Querfinger lateral vom unteren Rand des zweiten Lendenwirbeldornfortsatzes.

B 25 liegt zwei Querfinger lateral vom unteren Rand des vierten Lendenwirbeldornfortsatzes.

B 54 befindet sich in der Mitte der Kniekehle.

Knie:

Zur Erleichterung von Kniebeschwerden drücken Sie die Punkte M 35, MP 10, G 34 und B 11.

M 35 liegt bei gebeugtem Knie lateral vom Ligamentum patellae.

MP 10 (»Meer des Blutes«) finden Sie am besten mithilfe eines Partners: Der Partner legt seine Hand auf Ihr Knie – rechte Hand auf rechtes Knie –, die Daumenspitze zeigt dann genau auf MP 10, der etwas oberhalb der Kniescheibe liegt.

G 34 finden Sie vor und unter dem Fibulaköpfchen. Dieses ist auf der Unterschenkelaußenseite direkt unterhalb des Kniegelenkes fühlbar.

B 11 liegt zwei Querfinger lateral vom unteren Rand des ersten Brustwirbeldornfortsatzes.

Fuß:

Folgende Punkte lindern Beschwerden des Fußes:

Le 3 liegt in einer Vertiefung im Winkel zwischen Mittelfußknochen der ersten und der zweiten Zehe.

N 6 finden Sie ein Cun unterhalb der Spitze des Innenknöchels.

G 40 befindet sich am Fußrücken, ventral und kaudal vom Außenknöchel.

B 11 liegt zwei Querfinger lateral vom unteren Rand des ersten Brustwirbeldornfortsatzes.

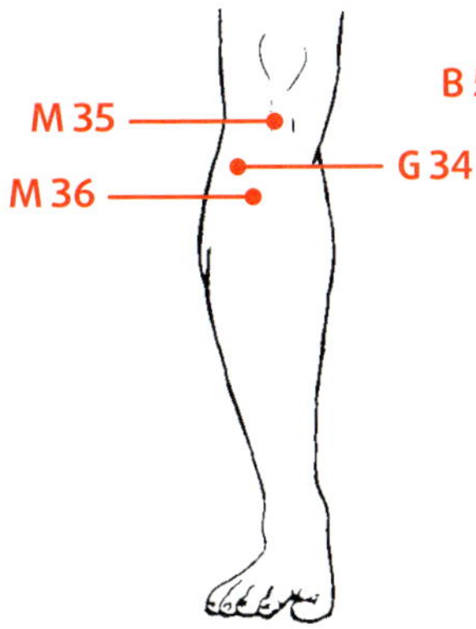

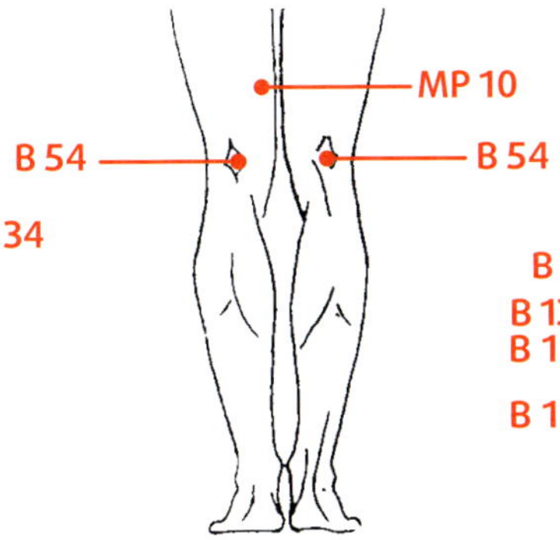

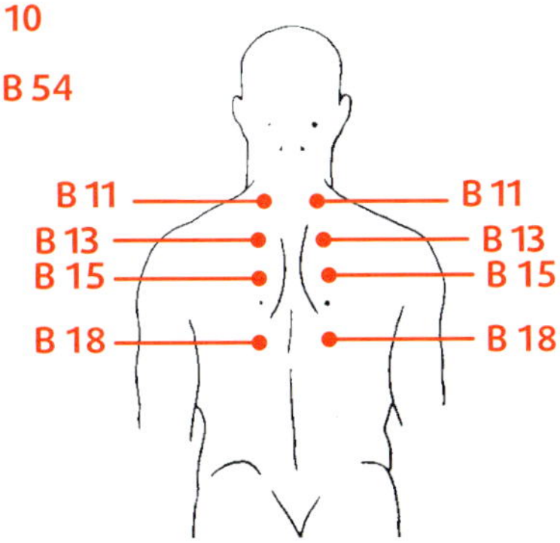

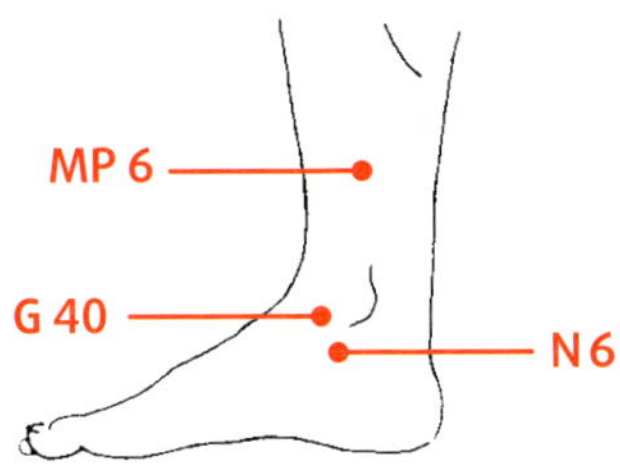

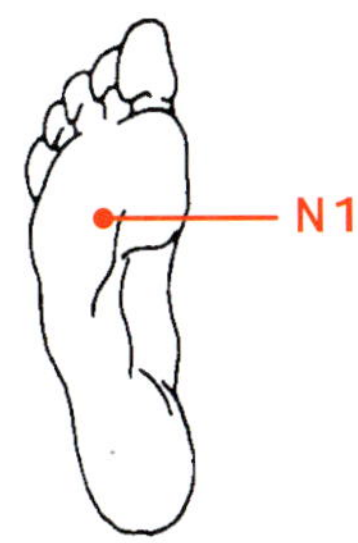

Wichtig ist es auch, die inneren Organe schon vorbeugend zu stärken:

Leber:

Die Leber gilt in der TCM als „General". Wenn sie nicht richtig arbeitet, können Beschwerden entstehen wie Depressionen, Reizbarkeit, Schlafstörungen, eine gestörte Verdauung und eine Fülle weiterer Befindlichkeitsprobleme.

Der Hauptpunkt gegen Leberbeschwerden ist **B 18**. Er liegt zwei Querfinger lateral vom unteren Rand des neunten Brustwirbeldornfortsatzes. Zusätzlich können Sie eventuell **Le 2** (etwa einen halben Zentimeter hinter der „Schwimmhaut" zwischen der großen und der zweiten Zehe) und **MP 6** (eine Handbreit über dem inneren Knöchel am Hinterrand der Schienbeinkante) drücken.

Lunge:

Die Lunge ist in der TCM der Schutzschild. Ist sie geschwächt, haben wir häufig Probleme mit der Nase und den Bronchien. Darunter leidet unter anderem die Vitalität. Die Punkte B 13 und Lu 9 können Beschwerden der Lunge vorbeugen.

B 13 liegt zwei Querfinger lateral vom unteren Rand des dritten Brustwirbeldornfortsatzes.

Lu 9 befindet sich in der queren Handgelenksfurche über der Arteria radialis.

Niere:

Die Niere ist ein Ausscheidungsorgan. Die TCM bezeichnet sie als „Kerze des Lebens" und geht davon aus, dass unsere mit der Geburt festgelegte „Vitalenergie" von der Niere verwaltet wird. Eine ungesunde Lebensweise bringt diese Lebenskerze rascher zum Erlöschen. Der Unterstützung der Niere dient die Akupressur der Punkte B 23 und N 1.

B 23 liegt zwei Querfinger lateral vom unteren Rand des 2. Lendenwirbeldornfortsatzes.

N 1 (»Sprudelnde Quelle«) befindet sich im vorderen Drittel der Fußsohle in einer Vertiefung.

Herz:

Die Funktion des Herzens wird in der TCM mit der Herrschaft eines Königs verglichen. Die Punkte KS 6 und B 15 sind dem Herzen zugewiesen.

KS 6 (»Innere Schranke«) liegt zwei Querfinger oberhalb der inneren Handgelenkquerfalte in der Mitte zwischen Elle und Speiche.

B 15 befindet sich zwei Querfinger lateral vom unteren Rand des fünften Brustwirbeldornfortsatzes.

Milz und Pankreas:

Milz und Bauchspeicheldrüse stellen sich die Chinesen als Minister vor, die zuständig für einen symbolischen Getreidesilo sind. Nahrung wird durch sie aufgenommen und verdaut. Die Nährstoffe gelangen über das Meridiansystem überall im Körper hin. Die Punkte B 20, B 21 und M 36 unterstützen die Milz und das Pankreas.

B 20 liegt zwei Querfinger seitlich vom unteren Rand des elften, also vorletzten, Brustwirbeldornfortsatzes.

B 21 befindet sich zwei Querfinger seitlich vom unteren Rand des zwölften, also letzten, Brustwirbeldornfortsatzes.

M 36 (»Drei Meilen des Fußes«) liegt eine Handbreit unter der Kniescheibe und einen Querfinger seitlich außen neben dem Schienbein.

Magen:

Beugen Sie Beschwerden wie Gastritis, einem nervösem Magen, Übelkeit, Brechreiz und Verdauungsproblemen durch die Behandlung der Punkte M 36, KS 6, M 25 und KG 12 vor.

M 36 (»Drei Meilen des Fußes«) liegt eine Handbreit unter der Kniescheibe und einen Querfinger seitlich außen neben dem Schienbein.

KS 6 (»Innere Schranke«) befindet sich zwei Querfinger oberhalb der inneren Handgelenkquerfalte in der Mitte zwischen Elle und Speiche.

M 25 liegt zwei Daumenbreit seitlich des Nabels.

KG 12 (»Mittlerer Kanal«) finden Sie genau auf der vorderen Mittellinie auf halbem Weg zwischen unterem Brustbeinrand und Nabel.

Darm:

Verstopfung, Durchfall, Adipositas, Übelkeit, Brechreiz, aber auch Menstruationsprobleme lassen sich durch Massage der Punkte MP 15, KG 8 und H 3 günstig beeinflussen.

MP 15 liegt vier Querfinger seitlich vom Nabel.

KG 8 ist der Nabel.

H 3 (»Lebensfreude«) befindet sich am Ende der Ellbogenfalte auf der Kleinfingerseite.

Chronische Schmerzen

Nach einer klaren ärztlichen Diagnose und lediglich als Ergänzung zu allen anderen Maßnahmen empfiehlt sich bei chronischen Schmerzen ein einfaches Programm für die Selbstakupressur: drücken Sie die Punkte Dü 3, Di 3, MP 3 und B 11.

Dü 3 befindet sich bei geschlossener Faust am ulnaren Ende der sich hinter dem Kleinfingergrundgelenk bildenden Falte.

Di 3 liegt oberhalb des Grundgelenks des Zeigefingers.

MP 3 befindet sich knapp oberhalb des Großzehengrundgelenks.

B 11 finden Sie am Rücken zwei Fingerbreit seitlich des ersten Brustwirbeldornfortsatzes. Dieser Punkt ist besonders geeignet bei Gelenk- und Wirbelsäulenschmerzen.

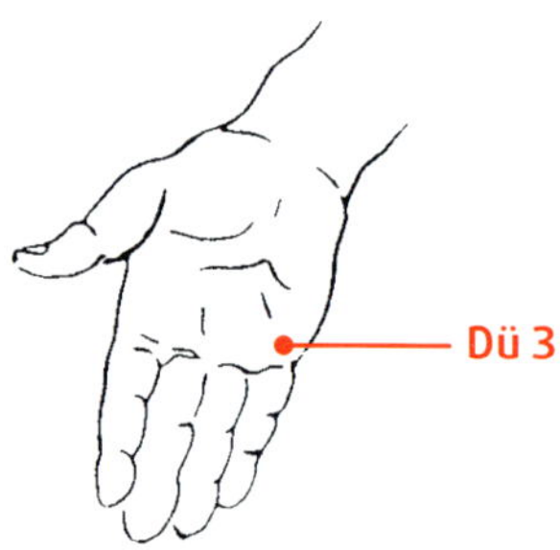

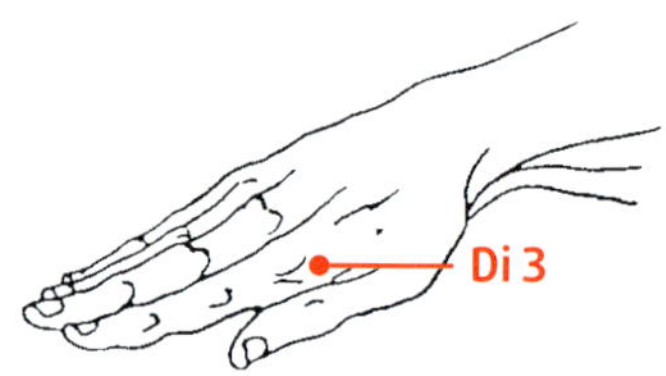

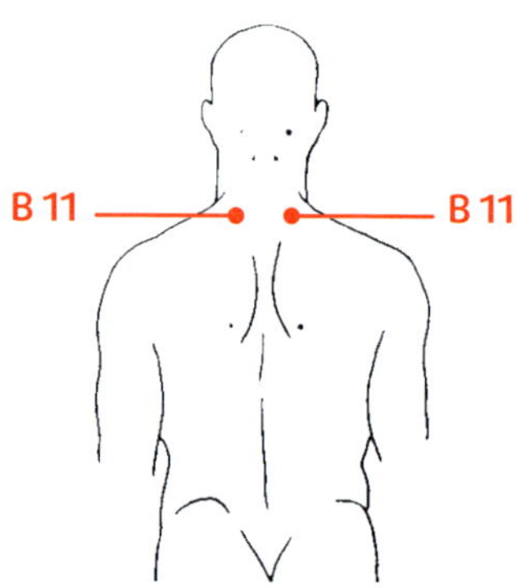

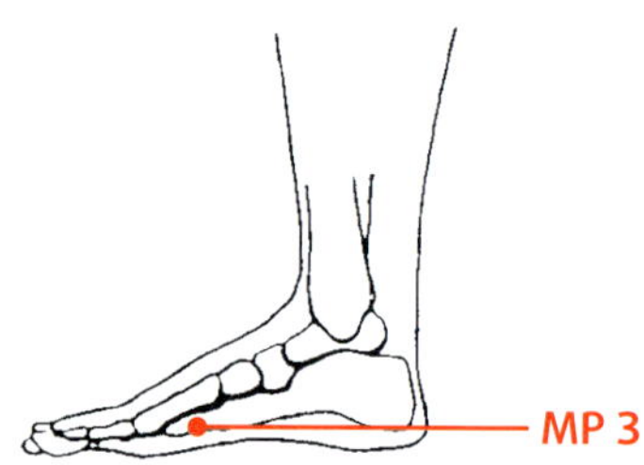

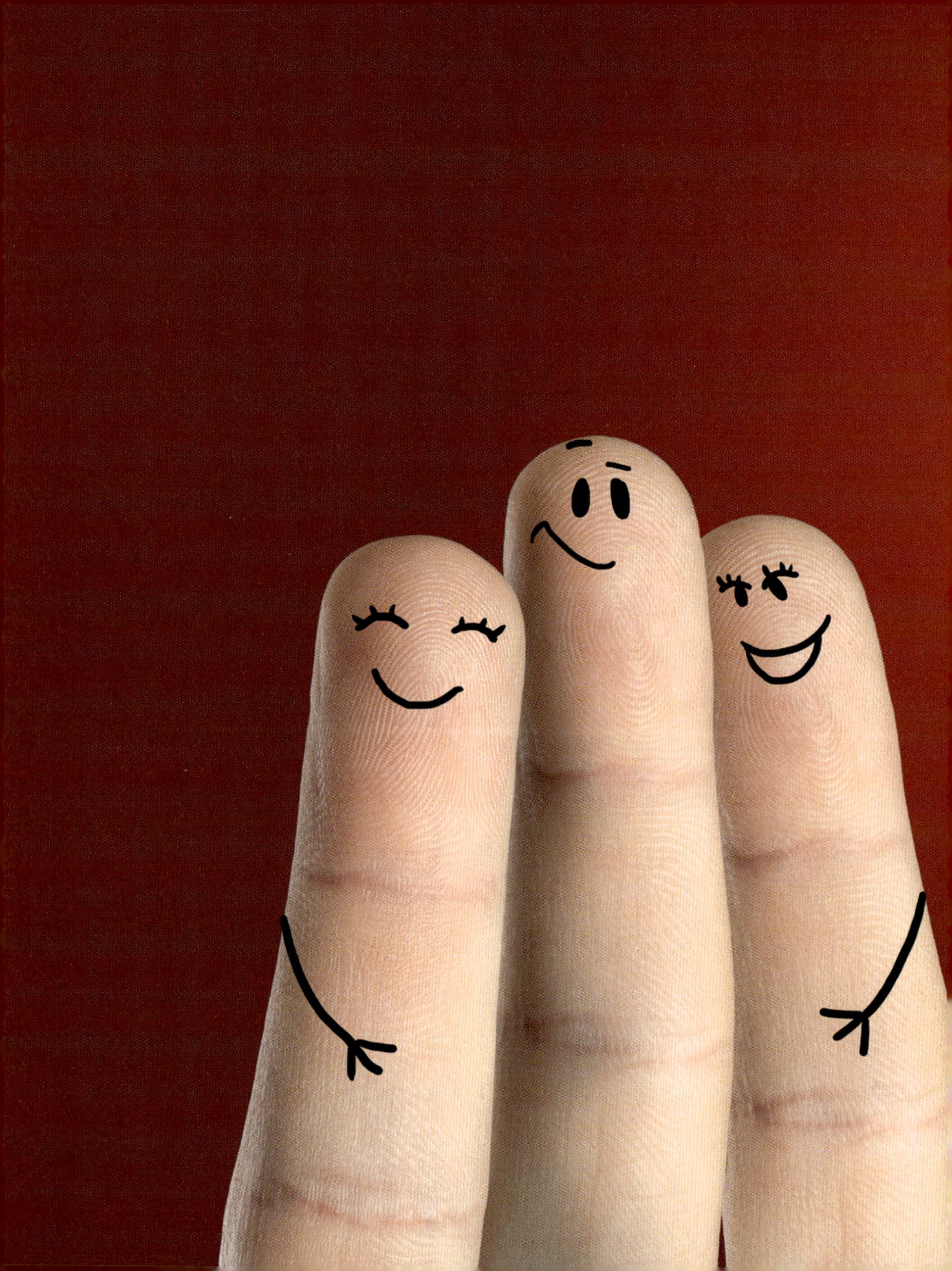

Anhang

Begriffserklärungen

5 Elemente	In China gilt die Zahl 5 als die Zahl des Lebens, sie wird durch die 5 Elemente Holz, Feuer, Erde, Metall und Wasser verkörpert.
Acromion	Schulterdach, Schulterhöhe, ein Knochenvorsprung der Schulterblattes
Arteria radialis	Speichenarterie
Arteria temporalis superficialis	oberflächliche Schläfenarterie
Auriculotherapie	Ohrakupunktur
Cun	traditionelle chinesische Maßeinheit = 1/10 eines chinesischen Fußes
dorsal	am Rücken gelegen, rückenwärts
Ejaculatio praecox	vorzeitiger Samenerguss
Fibula	Wadenbeinknochen
Fibulaköpfchen	Wadenbeinköpfchen
Incisura intertragica	unterster Einschnitt in der Ohrmuschel
Incisura jugularis	kleine Mulde zwischen den Schlüsselbeinen
kaudal	„zu den Füßen" oder „nach unten hin" orientiert
Ligamentum patellae	Kniescheibenband
Mamillarlinie	Linie senkrecht der Brustwarze
Mandibulargelenk	Unterkiefergelenk
Meridiane	Energiebahnen, Orientierungslinien, auf denen die Akupressurpunkte liegen
Metatarsale	Mittelfußknochen
Moxibustion	Erhitzung der Haut mittels einer Moxazigarre
Musculus masseter	Kaumuskel
Nervus ischiadicus	Ischiasnerv

Orthostasereaktion	ein physiologischer Regulationsmechanismus, der einem Abfall des Blutdrucks bei Wechsel in die Orthostase (aufrechte Körperhaltung) entgegenwirkt
Processus mastoideus	Warzenfortsatz, ein Teil des Schläfenbeins
Processus xiphoideus	Schwertfortsatz, unterer Rand des Brustbeins
Qi	Vitalenergie
Qigong	chinesische Meditations- und Bewegungsform
Radius	Speiche
radial	auf der der Speiche zugewandten Seite
TCM	Traditionelle Chinesische Medizin
Tragus	kleiner und dickerer Knorpelteil am Eingang des Gehörkanals in der Ohrmuschel
Tuina	spezielle chinesische Massagetechnik
Ulna	Elle
ulnar	auf der der Elle zugewandten Seite
ventral	„zur Vorderseite des Körpers oder eines Körperteils beziehungsweise Organs hin" orientiert
Yin und Yang	zwei Begriffe der chinesischen Philosophie. Sie stehen für polar einander entgegengesetzte und dennoch aufeinander bezogene Kräfte oder Prinzipien.

Stichwortverzeichnis

Danksagung

Ein Danke dem Verlag, insbesondere Frau Dr. S. Neulinger, ihren Verlagskollegen und dem Grafiker für die Gestaltung des Buches.

Unserem Lehrer und Freund Prof. Johannes Bischko (1922–2004) verdanken wir, dass er uns in die geheimnisvolle Welt der TCM/Akupunktur eingeweiht hat. Die Bezeichnung und Lokalisation der Punkte sind so wie er sie vor 60 Jahren eingeführt hat.

A. Meng, W. Exel